V. Hach-Wunderle · P. P. Nawroth (Hrsg.)

Lebensbedrohliche Gerinnungsstörungen in der Medizin

Springer-Verlag Berlin Heidelberg GmbH

V. Hach-Wunderle · P. P. Nawroth (Hrsg.)

Lebensbedrohliche Gerinnungsstörungen in der Intensivmedizin

Mit 19 Abbildungen und 4 Tabellen

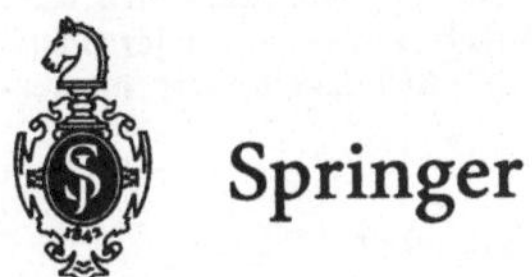

Springer

Priv.-Doz. Dr. med. VIOLA HACH-WUNDERLE
William-Harvey-Klink, Abt. für Innere Medizin
Am Kaiserberg 6
D-61231 Bad Nauheim

Priv.-Doz. Dr. med. PETER P. NAWROTH
Medizinische Klinik I, Universität Heidelberg
Bergheimer Straße 58
D-69115 Heidelberg

ISBN 978-3-540-60367-2

Die Deutsche Bibliothek – CIP-Einheitsaufnahme
Lebensbedrohliche Gerinnungsstörungen in der Intensivmedizin/V. Hach-Wunderle; P. P. Nawroth (Hrsg.)
ISBN 978-3-540-60367-2 ISBN 978-3-662-12220-4 (eBook)
DOI 10.1007/978-3-662-12220-4
NE: Hach-Wunderle, Viola (Hrsg.)

Umschlaggestaltung: Design & Production, Heidelberg
SPIN: 10512130 23/3134-5 4 3 2 1 0 – Gedruckt auf säurefreiem Papier

Vorwort

Im Rahmen der Intensivmedizin spielen die unvermittelt auftretenden Blutungen und Thrombosen eine wichtige Rolle. Sie entstehen durch eine Dysbalance der pro- und der antikoagulatorisch wirksamen Faktoren im Blut. Die Gerinnungsstörungen können lokalisiert oder systemisch ablaufen und gehen mit einer hohen Mortalität einher.

Blutung und Thrombose liegen zwar bezüglich ihrer klinischen Symptomatik weit auseinander, weisen aber bei einer Reihe von Krankheiten fließende Übergänge auf. Das gilt besonders für die *disseminierte intravasale Gerinnung* und für einige *erworbene Hemmkörperkoagulopathien*. Über die pathophysiologischen Zusammenhänge liegen aktuelle Erkenntnisse vor. In den letzten Jahren wurden neue diagnostische Testverfahren entwickelt und einer kritischen Analyse unterzogen. Darauf basieren auch unsere therapeutischen Strategien. Manche Krankheitssituation bleibt dennoch ungeklärt, und ein sorgfältig erdachtes Behandlungskonzept führt nicht zum Erfolg.

Die Richtlinien für eine optimale Diagnostik und Therapie bei den Koagulopathien in der Intensivmedizin sind Gegenstand lebhafter Diskussionen. Das wurde auch bei der diesjährigen wissenschaftlichen Frühjahrstagung der Akademie für Ärztliche Fortbildung und Weiterbildung der Landesärztekammer Hessen deutlich. In nur wenigen Monaten gelang es, die Referate in dem vorliegenden Buch zusammenzufassen und einem breiten Publikum zugänglich zu machen. Auch der fachkundige Leser wird auf eine Fülle von neuen Erkenntnissen stoßen.

Als Herausgeber bedanken wir uns bei den Autoren für ihre engagierte Mitarbeit. In gleicher Weise danken wir der Firma Behring, Liederbach, denn durch ihre Beteiligung sind die Gestaltung des Kongresses und die Edition des Buches möglich geworden. Unser Dank geht auch an die Akademie für Ärztliche Fortbildung und Weiterbildung der Landesärztekammer Hessen unter der Präsidentschaft von Herrn Prof. Dr. F. Anschütz. Die örtliche Organisation besorgte Frau Dipl.-Soz. G. Rieck.

Bad Nauheim/Heidelberg,
im Oktober 1995

Viola Hach-Wunderle
Peter P. Nawroth

Inhaltsverzeichnis

Mitarbeiterverzeichnis

BÖHRER, H., Priv.-Doz. Dr. med.
Klinik für Anästhesiologie, Universität Heidelberg,
Im Neuenheimer Feld 110, D-69120 Heidelberg

GREINACHER, A., Prof. Dr. med.
Institut für Immunologie und Transfusionsmedizin,
Ernst-Moritz-Arndt-Universität,
Sauerbruchstraße, D-17487 Greifswald

KÖHLER, M., Prof. Dr. med.
Abteilung Transfusionsmedizin,
Klinikum der Gerorg-August-Universität,
D-37070 Göttingen

NAWROTH, P. P., Priv.-Doz. Dr. med.
Medizinische Klinik I, Universität Heidelberg,
Bergheimer Straße 58, D-69115 Heidelberg

PÖTZSCH, B., Dr. med.
Abteilung Hämostaseologie und Transfusionsmedizin
der Kerckhoff-Klinik,
Sprudelhof 11, D-61231 Bad Nauheim

RIESS, H., Prof. Dr. med.
Abteilung Innere Medizin,
Virchow-Klinikum der Humboldt-Universität,
Augustenburger Platz 1, D-13353 Berlin

SCHARRER, I., Prof. Dr. med.
Zentrum der Inneren Medizin,
J.-W.-Goethe-Universität,
Theodor-Stern-Kai 7, D-60596 Frankfurt am Main

SCHERER, R., Priv.-Doz. Dr. med.
Institut für Anästhesiologie,
Universitätsklinikum Essen,
Hufelandstraße 55, D-45122 Essen

Teil I

Disseminierte intravasale Gerinnung (DIC)

Pathophysiologie, Klinik und Therapie intensivmedizinischer Krankheitsbilder mit DIC

H. Böhrer und P. P. Nawroth

Zusammenfassung

Die disseminierte intravasale Gerinnung – im englischsprachigen Bereich als „disseminated intravascular coagulation" (DIC) bezeichnet – stellt sowohl vom diagnostischen als auch vom therapeutischen Standpunkt aus betrachtet ein komplexes Geschehen dar. Zahlreiche Erkrankungen können unabhängig voneinander eine DIC auslösen, die klinischen Erscheinungsbilder sind mannigfaltig, die diagnostischen Kriterien sind nicht einheitlich definiert, und verschiedene, z. T. noch experimentelle Therapiestrategien wurden für den Patienteneinsatz propagiert. Allgemeine Therapieempfehlungen sind kaum zu erstellen, da die Morbidität und die Überlebensrate hauptsächlich von der spezifischen DIC-Ursache abhängen, und da prospektive, randomisierte Multizenterstudien zur Verifizierung von Therapieeffekten nicht vorliegen.

Die DIC ist keine eigenständige Erkrankung, sondern tritt als Folgeerscheinung oder Komplikation von schweren Grundkrankheiten auf. Eine Gerinnungsaktivierung im Rahmen dieser Grundkrankheiten induziert eine überschießende intravasale Gerinnung, die sich in verschiedener Weise manifestieren kann. Zum einen führt sie zur Bildung und Ablagerung von Fibrin, so daß in multiplen Organen Mikrothrombosen entstehen. Zum anderen tritt ein Verbrauch von Gerinnungsfaktoren auf, der auf der extensiven und persistierenden Aktivierung des Gerinnungssystems beruht. Verstärkt wird dieser Verbrauch durch eine reduzierte Lebersyntheseleistung und durch eine verkürzte Halbwertszeit der Gerinnungsfaktoren, wobei diese Verkürzung durch die Proteasenaktivierung bedingt ist. Aufgrund eines solchen Verbrauchs und der auftretenden Thrombopenie können gleichzeitig mit den Mikrothrombosen schwere Blutungskomplikationen entstehen.

Intensivmedizinische Krankheitsbilder mit möglicher DIC

- Sepsis
- Schock
- Polytrauma
- ARDS
- Hämolyse
- Transplantatabstoßung
- geburtshilfliche Komplikationen
- Intoxikationen
- Pankreatitis
- Schlangenbiß
- Malaria tropica
- Leukämien

Sepsis

Die Sepsis gilt als häufigste Ursache einer akuten DIC [44]. Die DIC zählt zu den häufigen Komplikationen der Sepsis, wobei die Sepsis generell fast immer mit hämostaseologischen Veränderungen einhergeht [23]. Patienten mit septischem Schock, die eine DIC entwickeln, weisen eine höhere Letalität auf als die Patienten ohne Zeichen einer DIC [67]. Die DIC mit ihrer ubiquitären Mikrothrombosierung spielt eine wesentliche Rolle bei der Entstehung von Organdysfunktionen im septischen Schock, so daß man die DIC als wichtigen pathogenetischen Faktor im Auftreten eines Multiorganversagens ansehen kann.

Im Lauf der letzten Jahre wurde der Versuch unternommen, das Krankheitsbild Sepsis zu definieren bzw. neu zu definieren [13, 27, 203]. Ausgehend von der Beobachtung, daß bei Patienten mit dem klinischen Bild einer Sepsis der mikrobielle Trigger oft nicht mehr nachweisbar ist, versuchten amerikanische Arbeitsgruppen um Bone [27], den Symptomenkomplex in Sepsis, Sepsissyndrom und septischen Schock zu differenzieren. Europäische Arbeitsgruppen um Vincent [205] stellten diesen Begriffen die Einteilung in Bakteriämie, Septikämie und Sepsis gegenüber. Als neuartiger Definitionskatalog scheint sich aus dieser Diskussion heraus das SIRS („systemic inflammatory response syndrome")-Konzept durchzusetzen (Abb. 1, [24]). Hierbei wird auf das aktuelle Vorliegen eines Nachweises von pathogenen Mikroorganismen als conditio sine qua non zur Definition der Sepsis verzichtet; im Vordergrund steht die systemische Entzündungsreaktion auf eine Infektion, Operation, Verbrennung, Pankreatitis oder ein Trauma. Die systemische Antwort des Makroorganismus auf diese Trigger kann graduell verschieden bis hin zum septischen Schock ausgeprägt sein.

Klinische Symptomatik der Sepsis

Zu den klinischen Charakteristika der Sepsis zählen

1. Fieber über 38,5 °C, wobei bei 1–10 % der Patienten jedoch eine Hypothermie 35,5 °C vorliegen kann [6],
2. eine Tachykardie,
3. eine Tachypnoe, die sich initial infolge der Hyperventilation als respiratorische Alkalose äußern kann, und
4. eine auffällige Leukozytenzahl (s. unten). In der Regel besteht eine Leukozytose, in Einzelfällen kann jedoch auch eine Leukopenie auftreten.

Allgemeine Veränderungen von Laborparametern bei Sepsis

- **Blutbildveränderungen:**
  - Leukozytose >15 000 oder Leukopenie <3 500/mm^3,
  - Linksverschiebung, toxische Granulierung;
- **Alterationen im Gerinnungssystem:**
  - Abfall der Thrombozytenzahl >30 %/24 h,
  - Antithrombin-III-Abfall;
- **Metabolische Störungen:**
  - Hyperlaktatämie,
  - Hyperglykämie,
  - Hypophosphatämie.

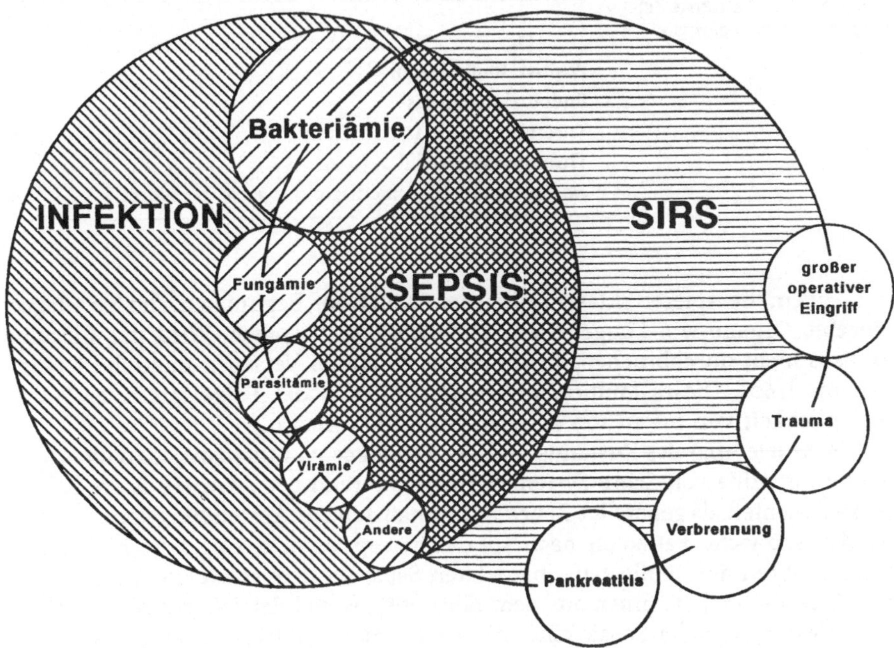

Abb. 1. Beziehung zwischen SIRS („systemic inflammatory response syndrome", reaktive systemische Entzündungsreaktion), Sepsis und Infektion. (Mod. nach [3])

Hinzu kommen noch weitere Symptome der alterierten Organperfusion:

- Zentrales Nervensystem: akute Verwirrtheit und Unruhe [21];
- Lunge: respiratorische Insuffizienz;
- Niere: Oligurie bzw. Anurie mit Anstieg der Retentionswerte;
- Kreislauf: Hypotension mit systemischen systolischen Druckwerten unter 90 mm Hg bzw. Abfall des Drucks um mehr als 40 mm Hg. Im Vollbild des septischen Schocks ist diese Hypotension trotz einer Volumengabe und/oder inotropen Substanzen weitgehend persistierend.
- Störung des Gerinnungs- und Fibrinolysesystems bis zum Vollbild der DIC;
- Komplementaktivierung.

Fakultative Laborparameter der gramnegativen Sepsis sind in Tabelle 1 aufgelistet. Der Verlauf und die Prognose einer Sepsis sind u. a. von der Grunderkrankung des Patienten abhängig. Fulminante Verlaufsformen der Sepsis können insbesondere bei immunsupprimierten Patienten auftreten. Die Letalität des septischen Schocks läßt sich global mit 40–60 % angeben. Wird der Schock durch eine Sepsis ausgehend von den ableitenden Harnwegen verursacht, so liegt die Letalität in einem niedrigeren Bereich. Bei der Assoziation mit einer Hypothermie zeigt sich eine deutlich erhöhte Letalität [43]. Ein septischer Schock bei Patienten mit Leberzirrhose ist mit einer Letalität von 100 % assoziiert [137].

Tabelle 1. Fakultative Zeichen der gramnegativen Sepsis

	Prävalenz [%]
Positive Blutkulturen	10–45
Endotoxinnachweis	60
Thrombopenie < 100 000/mm³	10
Thrombozytenabfall > 30 %	80
Antithrombin-III-Erniedrigung < 70 % der Norm	80

Liegt ein therapierefraktärer septischer Schock vor, beginnen nach 1 bis 3 Tagen einzelne Organe wie Lunge, Niere und Leber zu versagen. Wird der Circulus vitiosus nicht durchbrochen, so kommt es zu einem Versagen multipler Organsysteme [160]. Dieses Multiorganversagen führt in der Folge mit einer Wahrscheinlichkeit von bis zu 100 % zu einem letalen Ausgang.

Die Beurteilung des Zustands und der Prognose von Intensivpatienten erfolgt häufig mit Hilfe von Score-Systemen [145]. Während der APACHE-Score bei Intensivpatienten als genereller Beurteilungsmaßstab zur Anwendung kommt [108], werden septische Patienten nach speziellen Sepsisscores eingeteilt. Die in den letzten Jahren am häufigsten eingesetzten Sepsisscore-Systeme von Elebute [58] und Stevens [185] stammen aus dem Jahre 1983, wobei der Patient mit Zunahme des Schweregrads der Sepsis einer höhere Gesamtpunktzahl erhält (s. Tabelle 2). Eine neuere Methode der Score-Berechnung bei Patienten im septischen Schock wurde kürzlich von Baumgartner publiziert [11]. Solche Scores werden nicht nur zur Ermittlung der Prognose des Patienten eingesetzt [54], sondern sie können auch zur Festlegung therapeutischer Interventionen dienen [55].

Pathophysiologie

Endotoxin, Zytokine

Einen der potentesten heute bekannten Trigger stellt das Lipopolysaccharid (LPS) der Membran gramnegativer Bakterien dar, welches auch als Endotoxin bezeichnet wird. Es besteht aus 3 Regionen, der O-spezifischen Seitenkette, dem Kernpolysaccharid und Lipid A, wobei die Lipid-A-Region im wesentlichen bei allen gramnegativen Spezies identisch ist [74]. Im Jahre 1988 erschien eine Arbeit von Michie, der 13 freiwilligen Probanden Endotoxin intravenös injizierte und 60–90 min später maximale Plasmaspiegel von Tumor-Nekrose-Faktor (TNF) messen konnte [133]. Diesem Faktor kommt eine entscheidende Rolle zu, da er ein zentraler Mediator der Sepsis ist [196]. Kurz nach der maximalen Freisetzung von TNF steigt die Interleukin-1-Konzentration an, so daß man Interleukin 1 als zweiten primären Mediator bezeichnen kann. Diesen beiden proinflammatorischen Zytokinen folgt ein Anstieg der Spiegel von Interleukin 6, das unter anderem die Synthese von Akutphaseproteinen in der Leber bewirkt [49]. Man hat in den letzten Jahren versucht, die Plasmaspiegel von Zytokinen mit dem Outcome des Patienten zu korrelieren; man fand, daß insbesondere die initialen Spiegel von Interleukin 6 als prognostischer Parameter zu werten sind, wobei hohe Interleukin-6-Werte mit einer ungünstigen Prognose vergesellschaftet sind [39, 143].

Tabelle 2. Sepsisscore zur Schweregradeinteilung einer Sepsis aus chirurgischer Ursache. Die Punktzahlen aus der Erfassung der lokalen Infektion, der Körpertemperatur, der Sekundäreffekte und der Labordaten werden addiert. Somit kann dem septischen Zustandsbild des Patienten ein definierter Zahlenwert zugeordnet werden. (Nach [58])

	Zahlenwert
1. Erfassung der lokalen Infektion	
Wundinfektion mit	
Verbandwechsel einmal täglich	2
Verbandwechsel mehrfach täglich erforderlich	4
Peritonitis	
lokalisiert	2
generalisiert	6
Pulmonaler Infekt	
klinische oder radiologische Zeichen ohne produktiven Husten	2
klinische oder radiologische Zeichen mit produktivem Husten	4
Vollbild der Lobär- oder Bronchopneumonie	6
In der Tiefe lokalisierter Infektionsherd (z. B. subphrenischer Abszeß, Osteomyelitis)	6
2. Körpertemperaturerfassung	
Höchste Temperatur am Erfassungstag (°C)	
36–37,4	0
37,5–38,4	1
38,5–39	2
>39	3
<36	3
Niedrigste Temperatur am Erfassungstag >37,5°C	1
2 oder mehr Temperaturspitzen >38,4°C am Erfassungstag	1
3. Erfassung der Sekundäreffekte	
Ikterus (bei Fehlen einer Lebervorerkrankung)	2
metabolische Azidose	
kompensiert	1
dekompensiert	2
Nierenversagen	3
Neurologische Auffälligkeit (Verwirrtheit etc.)	3
Blutungsneigung im Rahmen einer DIC	3
4. Erfassung der Labordaten	
Blutkultur	
1 positive Blutkultur	1
2 oder mehr positive Blutkulturen im Abstand von 24 h	3
1 positive Blutkultur bei vorausgegangenem invasivem Eingriff	3
1 positive Blutkultur + Herzgeräusch und/oder Milzvergrößerung	3
Leukozytenzahl 12 000–30 000/mm^3	1
>30 000/mm^3	2
<2 500/mm^3	3
Hämoglobinwert 7–10 g/dl	1
<7g/dl	2
Thrombozytenzahl 100 000–150 000/mm^3	1
<100 000/mm^3	2
Plasmaalbuminkonzentration 31–35 g/l	1
25–30 g/l	2
<25g/l	3
Gesamtbilirubin bei Fehlen eines Ikterus > 1,5 mg/dl	1

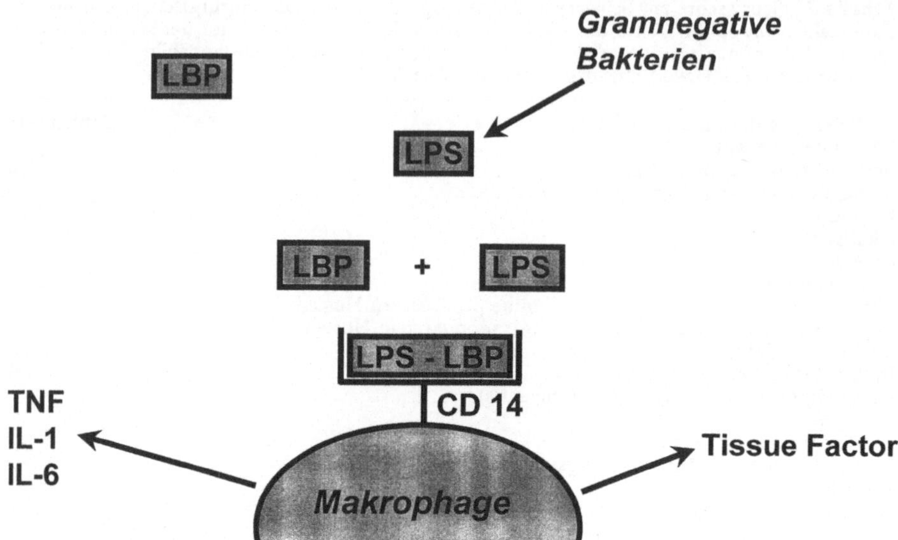

Abb. 2. Endotoxin (*LPS*) bildet mit dem lipopolysaccharidbindenden Protein (*LBP*) einen Komplex, der nach Bindung an den CD14-Rezeptor die Zytokinfreisetzung bewirkt

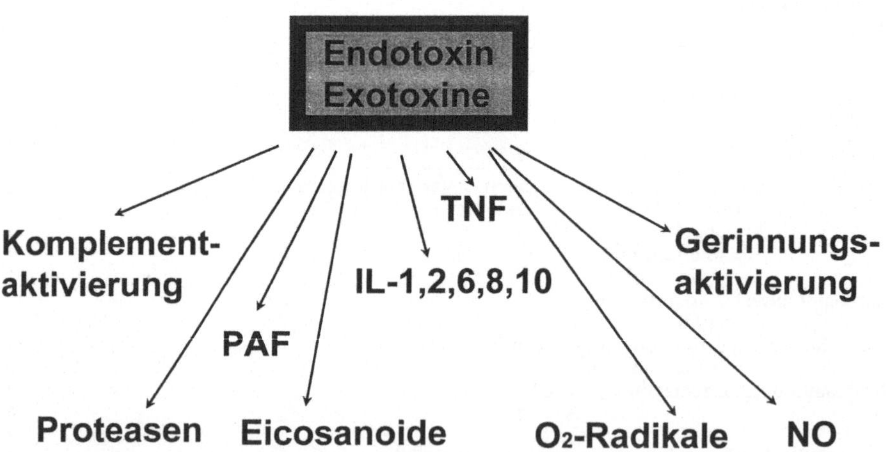

Abb. 3. Die Endotoxin- bzw. Exotoxinfreisetzung führt im Rahmen der Sepsis zu einer „Überschwemmung" des Organismus mit einer Vielfalt von Mediatoren. *TNF* Tumor-Nekrose-Faktor; *IL* Interleukin; *PAF* Plättchenaktivierender Faktor

Die Mechanismen der Zytokinfreisetzung im Rahmen der Sepsis wurden in den letzten Jahren näher charakterisiert. LPS bindet an Lipopolysaccharid-bindendes Protein (LBP, [167]), wobei der LPS-LBP-Komplex mit dem CD 14-Rezeptor auf Makrophagen interagiert [212], was schließlich zur Freisetzung von Zytokinen durch den Makrophagen führt (Abb. 2). Es kommt zu einem kaskadenartigen Ablauf verschiedener Mediatorsysteme (Abb. 3) mit Konzentrationsänderungen von Bradykinin, Histamin, Eicosanoiden (Prostaglandine, Leukotriene, Thromboxane, Prostazyklin), Komplementfraktionen, Sauerstoffradikalen [107], plättchenaktivierendem Faktor [4] und Gerinnungsfaktoren, wodurch sich das Bild einer generellen endothelialen Entzündung entwickelt. Das entstehende Gesamtbild der Sepsis mit beginnendem Organversagen wurde in der neueren englischsprachigen Literatur auch als Horror autotoxicus bezeichnet [10].

Leukozyten-Endothel-Interaktionen

Eine zentrale Rolle bei der Entstehung des entzündungsbedingten Gewebeschadens spielen die neutrophilen Granulozyten [210]. Inflammatorische Prozesse beginnen auf mikrozirkulatorischer Ebene mit einer Zunahme des *Sticking* von Granulozyten. Durch eine solche erhöhte Adhärenz zirkulierender Granulozyten am vaskulären Endothel können die Granulozyten ihre destruktiven Wirkungen an der Gefäßwand entfalten, wobei diese Adhärenz über die Expression von Adhäsionsmolekülen an der Zelloberfläche gesteuert wird.

Unstimulierte Granulozyten weisen eine geringe Oberflächendichte solcher Adhäsionsmoleküle auf. Nach Stimulation exprimieren Granulozyten auf ihrer äußeren Zellmembran verschiedene Glykoproteine, die man als CD 11/CD 18-Komplex zusammengefaßt hat [182]. Gleichzeitig bewirkt die Stimulation von Endothelzellen die Expression von Adhäsionsmolekülen auf der Endothelzelloberfläche. Zu diesen endothelialen Adhäsionsmolekülen gehören die „endothelial leukocyte adhesion molecules" (ELAM, E-Selectin), die „intercellular adhesion molecules" (ICAM) und die „vascular cell adhesion molecules" (VCAM). Durch die Interaktion der adhäsionsvermittelnden endothelialen und leukozytären Glykoproteine wird die Kopplung der humoralen mit den zellulären Mediatorsystemen initiiert.

Disseminated intravascular inflammation (DII)

Eine Reihe von weiteren Phänomenen, die sich im Intravasalraum abspielen, kann zur Aktivierung von Leukozyten führen. Als Ursachen kommen neben Bakterien oder bakteriellen Produkten auch eine mechanische Traumatisierung des Blutes z. B. durch „Cellsaving" in Frage (Abb. 4). Dieses Leukozytenaktivierungssyndrom bewirkt eine disseminierte intravasale Entzündungsreaktion, die in Analogie zur DIC als DII („disseminated intravascular inflammation") bezeichnet werden kann [35].

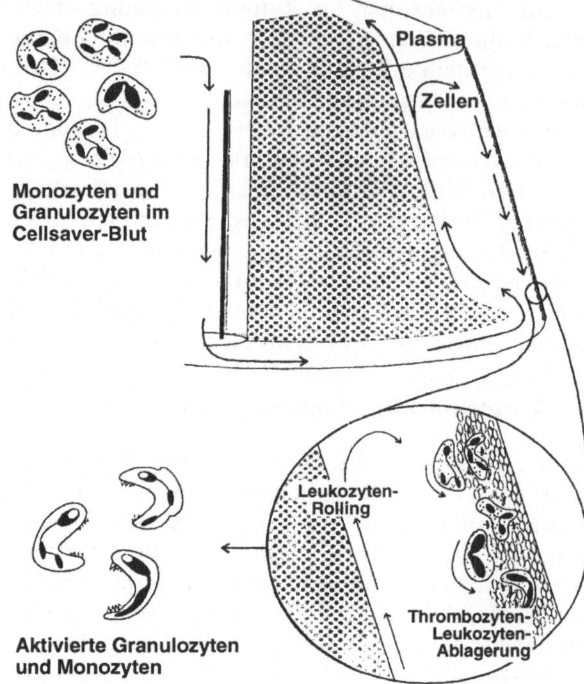

Abb. 4. Mechanismus der Leukozytenaktivierung durch Cellsaving. Es entsteht ein Leukozytenaktivierungssyndrom, das von Bull et al. als „disseminated intravascular inflammation" (DII) bezeichnet wurde [35]

Kapillarleckage

Die systemische Entzündungsreaktion, die im Rahmen einer Sepsis auftritt, führt zu einer Kapillarleckage. Das akute Lungenversagen beispielsweise beginnt mit einer Veränderung der Permeabilität des pulmonalen Kapillarendothels (Abb. 5). Der Endothelschaden bewirkt die Verschiebung von Flüssigkeit und von Zellen der Entzündungsreaktion vom Intravasalraum in das Lungeninterstitium und schließlich in den Alveolarraum. Es kommt zur alveolären Überflutung, zur Inaktivierung von Surfactant und zum alveolären Kollaps, so daß ein Ventilations-Perfusions-Mißverhältnis, eine Hypoxämie und diffuse Lungeninfiltrate auftreten. Analoge Phänomene der kapillären Permeabilitätsstörung spielen sich an anderen Organen ab und führen dort zu Organdysfunktionen.

Die beiden proinflammatorischen Zytokine TNF und Interleukin 1 erhöhen die Permeabilität der Endothelzellen [36, 159], wobei möglicherweise der „vascular permeability factor" [42] eine gewisse Rolle spielt. Solche Permeabilitätszunahmen manifestieren sich ungefähr 6 h nach ihrer Triggerung und erfahren ihr Maximum nach 12–24 h, wobei die Kombination von Zytokinen potenzierende Effekte ausübt. Auch der plättchenaktivierende Faktor steigert die Gefäßpermeabilität [110, 180] und wirkt potenzierend im Zusammenspiel mit verschiedenen Zytokinen. Experimentell kann man eine solche Verschiebung von Flüssigkeit und Proteinen durch die radioaktive Markierung von Proteinen wie z. B. Trans-

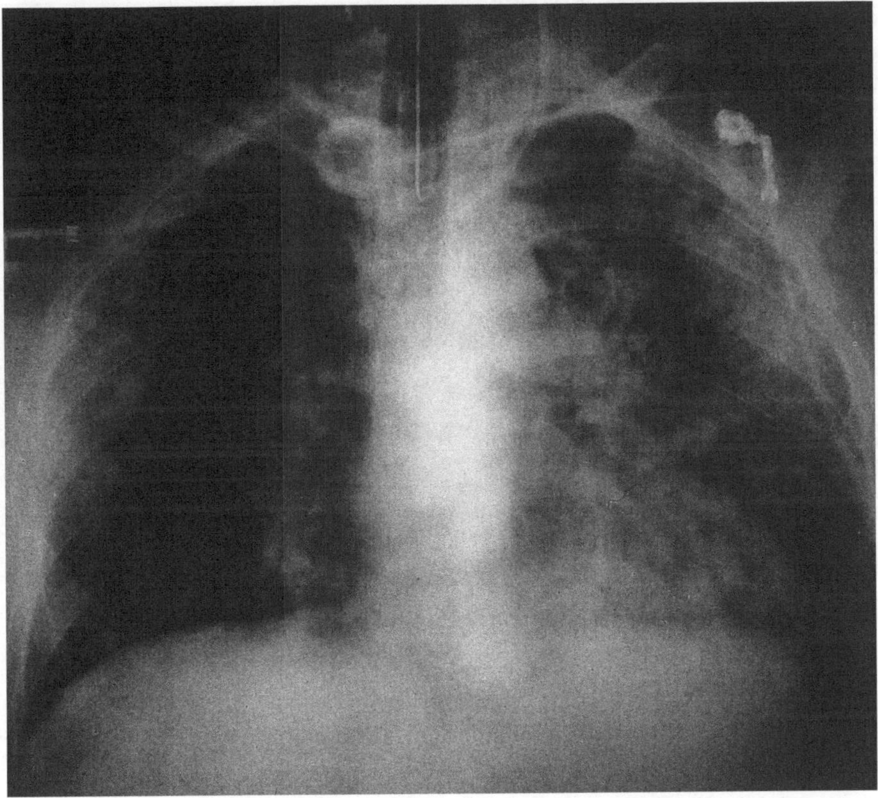

Abb. 5. Typische wolkige Infiltrate in beiden Lungenhälften bei pulmonaler Kapillarleckage

ferrin nachweisen, wobei sich die lokale Akkumulation der Radioaktivität szintigraphisch quantifizieren läßt [169]. Klinisch erkennt man die Kapillarleckage an der Verschlechterung der Atmungs- bzw. Beatmungsparameter und an der generellen Flüssigkeitseinlagerung, die auch am Handrücken evident sein kann (s. Abb. 6).

Im Rahmen eines Ischämie-Reperfusions-Geschehens tritt regelmäßig eine solche Kapillarleckage auf. Bei Ischämie und Reperfusion im Bereich des Herzens, des Darms, der Leber und der unteren Extremitäten kommt es nicht nur zu einem lokalen Reperfusionsschaden, es werden gleichzeitig ähnliche Phänomene an anderen Organen wie zum Beispiel der Lunge induziert, so daß man in englischen Sprachbereich von „remote microvascular injury" spricht. Durch eine Ischämie und Reperfusion werden neutrophile Granulozyten, Monozyten und Makrophagen aktiviert, es kommt zur Freisetzung von freien Sauerstoffradikalen, Eicosanoiden, Zytokinen und aktivierten Komplementprodukten. Hieraus resultieren Alterationen in der Endothelzellfunktion, so daß Permeabilitätsstörungen mit Kapillarleckage auftreten. Solche Phänomene sind bekannt im Rahmen von

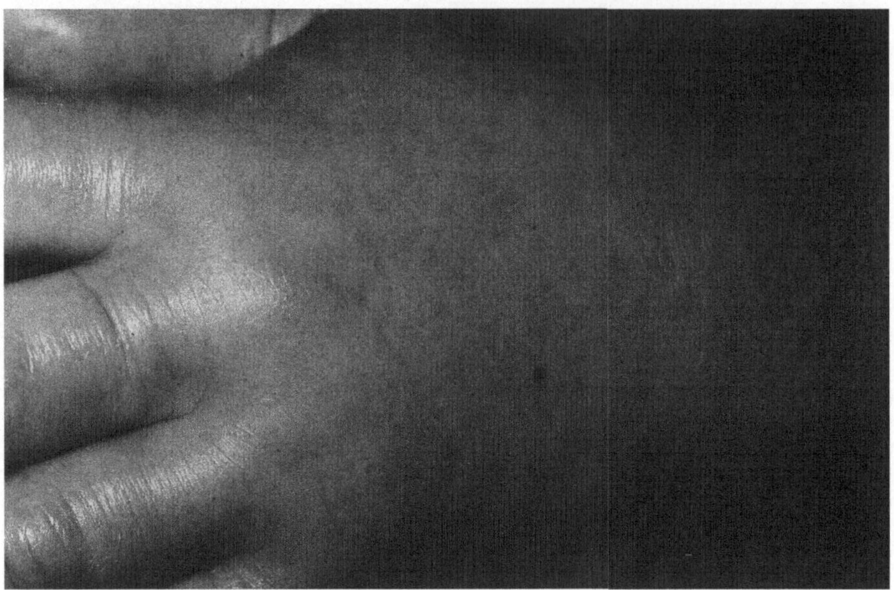

Abb. 6. Ödematöser Handrücken bei Kapillarleckage

Schockgeschehnissen, nach prolongiertem kardiopulmonalen Bypass und bei akuten, großen gefäßchirurgischen Eingriffen.

Aktivierung der Gerinnung

Dem Anstieg der zirkulierenden Zytokinspiegel folgt ein deutlicher Anstieg der Marker für die Thrombinbildung (Prothrombinfragment F_1 und F_2, Thrombin-Antithrombin-Komplex) und für die Konversion von Fibrinogen zu Fibrin (Fibrinopeptid A, Fibrinmonomere, [201]). Eine ähnliche Aktivierung des Gerinnungsystems läßt sich beobachten, wenn man Probanden TNF injiziert [199]. Die gleichzeitige Gabe von Pentoxifyllin und Endotoxin bei Schimpansen blockiert die Endotoxin-induzierte TNF-Expression, wobei auch die Gerinnungsaktivierung inhibiert wird [115]. Somit repräsentiert TNF nicht nur einen zentralen Mediator in der Zytokinkaskade, sondern er muß auch als entscheidender Mediator der endotoxininduzierten Gerinnungsaktivierung gelten.

Die Bildung von Thrombin verläuft entweder über das Intrinsic- oder über das Extrinsic-System. Initiale Studien ergaben sehr niedrige Spiegel des Hageman-Faktor (Faktor XII) bei septischen Patienten [128], wobei der Hageman-Faktor im Intrinsic-System eine wesentliche Rolle spielt. Weiterhin konnte in vitro gezeigt werden, daß hohe Konzentrationen von Endotoxin den Hageman-Faktor direkt aktivieren können [105]. Aus solchen Untersuchungen schloß man früher, daß das Intrinsic-System für die Gerinnungsaktivierung verantwortlich sei.

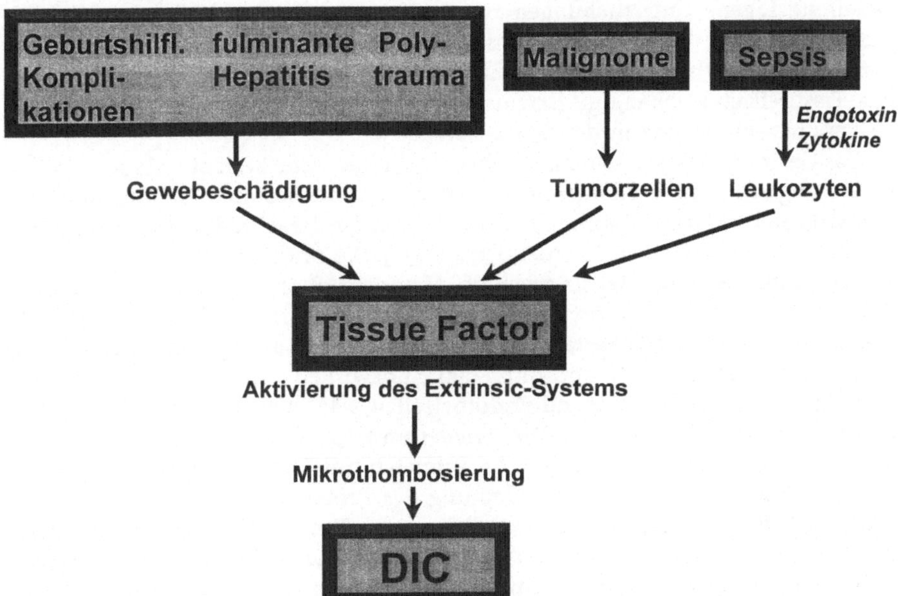

Abb. 7. Die DIC sowohl bei intensivmedizinischen als auch bei nicht intensivmedizinischen Krankheitsbildern (z. B. Malignome) kann durch Freisetzung von Tissue Factor in den Kreislauf getriggert werden

Neuere Untersuchungen hingegen ergaben, daß die initiale Aktivierung des Gerinnungssystems in der Sepsis hauptsächlich über das Extrinsic-System stattfindet, d. h. sie ist abhängig von Tissue Factor (s. Abb. 7, [38]). Nach der Injektion von Endotoxin oder TNF bei Probanden kommt es zu einer ausgeprägten, durch Faktor X vermittelten Thrombinbildung, wobei die für die Aktivierung des Intrinsic-Systems charakteristischen Marker wie Faktor-XII-C 1-Inhibitor-Komplex, Kallikrein-C 1-Inhibitor-Komplex und Faktor-IX-Aktivierungspeptid im Normbereich bleiben. Nach Infusion letaler Dosen von Escherichia coli bei Primaten trat eine starke Expression von Tissue Factor auf [56]. Weiterhin ergaben In-vitro-Studien, daß Endotoxin, TNF und Interleukin-1 die Tissue-Factor-Expression auf Monozyten und Endothelzellen induzieren [34, 57, 106, 139]. Tissue Factor bindet Faktor VIIa, wobei ein Tissue-Factor-Faktor-VIIa-Komplex entsteht, der für die Konversion von Faktor X zu Faktor Xa verantwortlich ist. Klinische Untersuchungen an Kindern mit Meningokokkensepsis ergaben außerdem, daß eine erhöhte Tissue-Factor-Expression auf Monozyten stattfand [141]. Eine weitere Bestätigung der überragenden Rolle des Extrinsic-Systems in dieser Gerinnungsaktivierung findet sich in Untersuchungen an Schimpansen mit experimenteller Bakteriämie oder Endotoxinämie, wobei eine Blockade von Tissue Factor oder Faktor VIIa mittels monoklonaler Antikörper durchgeführt wurde [15, 115, 192]. In diesen Studien wurde die endotoxininduzierte Thrombinbildung und die Fibrinogen-Fibrin-Konversion durch Blockierung des Extrinsic-Systems vollständig gehemmt. Eigene Untersuchungen zur Gentherapie der Sepsis (s. weiter unten) ergaben, daß die Blockade von Tissue Factor mittels Antisense-Strategien die Letalität von septischen Mäusen reduziert. Man muß somit davon ausgehen, daß das Tissue-Factor-abhängige Extrinsic-System die dominierende Rolle bei der Gerinnungsaktivierung in der Sepsis spielt.

Das Gerinnungssystem enthält mehrere inhibitorische Systeme, die von großer Bedeutung sind. Im Vordergrund stehen dabei Antithrombin III und das Protein-C-Protein-S-System, wobei in der Sepsis in der Regel reduzierte Spiegel der Inhibitorsysteme gemessen werden [30, 68, 173]. Die Antithrombin-III-Spiegel fallen bei Auftreten einer Sepsis rasch ab. Mammen et al. [123] führten eine Sepsisletalität von 90 % an, wenn die Plasmaspiegel von Antithrombin III unter 70 % lagen. Antithrombin-III-Werte < 60 % sollen sogar mit einer Letalität von 100 % vergesellschaftet sein. TNF und Interleukin-1 bewirken eine Downregulation der Thrombomodulinexpression auf Endothelzellen, was zu einer verminderten Protein-C-Aktivität führt [46, 139]. Dies wiederum trägt weiter zum Entstehen eines prokoagulatorischen Zustands bei. An Primaten mit Escherichia-coli-Exposition konnten Taylor et al. [191] die Bedeutung des Protein-C-Protein-S-Systems bestätigen. Die Beeinflussung der Aktivierung von Protein C durch monoklonale Antikörper bewirkte das Auftreten einer DIC bei einer 10fach geringeren Escherichia-coli-Dosierung als bei Kontrolltieren. Andererseits verhinderte die Gabe von aktiviertem Protein C das Auftreten einer DIC und des Organversagens.

Fibrinolytisches System

Bei septischen Patienten mit DIC tritt eine Aktivierung des fibrinolytischen Systems auf, wobei niedrige Plasmaspiegel an fibrinolytischen Proteinen und erhöhte Spiegel von Fibrinspaltprodukten gefunden werden. Im allgemeinen hat man diese Aktivierung als sekundäres Geschehen interpretiert, das als Folge der Gerinnungsaktivierung abläuft. Klinische Studien an Patienten lassen vermuten, daß das fibrinolytische System initial aktiviert und später inhibiert wird [207]. Wenn man Probanden Endotoxin oder TNF injiziert [188, 200], kommt es zum Anstieg der Plasminogenaktivatoren vom Gewebe- und vom Urokinasetyp, wodurch die Bildung von Plasmin aus Plasminogen induziert wird. Ungefähr eine Stunde nach dem Anstieg der fibrinolytischen Aktivität steigen die Spiegel des Plasminogenaktivatorinhibitors (PAI-1) an, wobei nach 3–4 h eine vollständige Inhibition der fibrinolytischen Aktivität auftritt. Wenn man davon ausgeht, daß die Aktivierung der Gerinnung nach 4–5 h ihr Maximum erreicht, muß man eine Imbalanz des Gerinnungs- und des fibrinolytischen Systems in der Sepsis postulieren. Dies würde auch die unvollständige Auflösung von Fibrinablagerungen in der Mikrozirkulation septischer Patienten erklären.

Thrombozyten

Die Zahl der Thrombozyten ist im Rahmen eines septischen Geschehens in der Regel reduziert (s. Tabelle 1). Diese Reduktion erklärt sich durch ihren Verbrauch im Bereich der Fibrinablagerungen, durch die Adhäsion an alterierte Endothelzellen und durch eine pulmonale und hepatische Sequestrierung. Generell besteht eine enge Korrelation zwischen der Erniedrigung der Thrombozytenzahl und der Letalität des Patienten. Störungen der Plättchenfunktion sind nicht nur durch die Sepsis per se verursacht, sie können auch im Rahmen einer Antibiotikagabe auftreten, oder sie können mit einer sepsisbedingt auftretenden Urämie vergesellschaftet sein [73].

Translokation

In den letzten Jahren ist die Bedeutung einer Translokation durch die Darmwand in den Vordergrund gerückt. Durch einen Schockzustand kann eine Darmbarrierestörung entstehen, wobei die Darmwand für makromolekulare Komplexe wie Endotoxin und für Bakterien durchlässig werden kann. Diese Endotoxineinschwemmung und bakterielle Translokation aus dem Intestinaltrakt sind inzwischen tierexperimentell verifiziert, so daß der Darm als Motor des Multiorganversagens bezeichnet worden ist [132]. Von einzelnen Sepsisforschern wird der Darm sogar als *undrainierter Abszeß* angesehen [126].

Rolle der Leber

Zu den Hauptaufgaben der Leber gehört die Kontrolle der darmabhängigen Endotoxinämie, die Regulation der Produktion inflammatorischer Mediatoren und die Plasmaproteinsynthese. Aufgrund der Zwischenschaltung der Leber zwischen intestinaler und systemischer Zirkulation kommt ihr eine entscheidende Rolle in der Elimination bzw. Reduktion translozierter Bakterien und/oder Toxinen aus dem Darmtrakt zu. Wird die Klärfunktion der Leber überlastet, finden sich die translozierten Toxine im systemischen Kreislauf wieder. Insbesondere bei Vorliegen einer hepatischen Dysfunktion mit Überschwemmung des Systemkreislaufs durch Mediatoren wird die Lunge als nächstgrößtes Organ des retikuloendothelialen Systems beansprucht. Somit kann man nicht nur von Darm-Leber-Interaktionen sprechen, sondern man muß auch die Leber-Lungen-Achse berücksichtigen.

Gewebeoxygenierung

Im Rahmen der generellen Entzündungsreaktion tritt eine zelluläre Hypoxie auf, deren genaue Genese bisher unbekannt war. Es wurden 2 Pathomechanismen diskutiert. Zum einen könnte diese zelluläre Hypoxie als Folge des Versagens der Mikrozirkulation entstehen, wobei ungenügende Mengen an Sauerstoff dem Gewebe angeboten werden. Zum anderen könnte sie als Folge eines primären zellulären Stoffwechselversagens auftreten. Hotchkiss et al. [97] führten hierzu mit Hilfe der Kernspinspektroskopie und mit Hilfe von Isotopentechniken Untersuchungen an Ratten durch. Sie fanden, daß das zelluläre Stoffwechselversagen zumindest im In-vivo-Tiermodell ein sekundäres Phänomen ist, d. h. im Vordergrund steht die Mikrozirkulationsstörung, die konsekutiv die anderen Veränderungen verursacht.

Übertragen auf die klinische Situation bedeutet dies, daß sich bei Patienten mit schwerer Sepsis eine deutliche Reduktion der Gewebeoxygenierung nachweisen läßt. Trotz ausreichendem Sauerstoffangebot im arteriellen Blut ist die Sauerstoffaufnahme und damit auch der Sauerstoffverbrauch im Gewebe reduziert. Shoemaker [174] bezeichnet diese latente Sauerstoffschuld der Patienten als Hochrisikofaktor und leitet daraus die Forderung ab, das Sauerstoffangebot bei diesen Patienten weiter zu steigern, solange noch ein Anstieg des Sauerstoffverbrauches zu erzielen ist. Neuere Untersuchungen konnten allerdings eine pathologische Abhängigkeit des Sauerstoffverbrauches vom Sauerstoffangebot nicht nachvollziehen [134]. Messen lassen sich Sauerstoffangebot und -verbrauch mit Hilfe eines Swan-Ganz-Katheters, der neben Parametern wie pulmonalarteriellem Druck, pulmonalkapillärem Verschlußdruck und Herzzeitvolumen zusätzlich noch Informationen über den pulmonalen und den systemischen Gefäßwiderstand liefert.

Die hämodynamische Antwort des Organismus besteht in einer hyperdynamen Reaktion im Rahmen der Makrozirkulation, die von manchen Autoren als Versuch der Wiederherstellung einer adäquaten Gewebeoxygenierung interpretiert worden ist. Charakteristikum dieser hyperdynamen Phase der Sepsis ist eine Paralyse des peripheren Gefäßsystems, wobei eine suffiziente Regulation der Blutverteilung nicht mehr stattfindet. 1992 erschien hierzu eine Studie von Hollenberg et al. [96], die im Serum septischer Patienten eine zirkulierende Substanz nachweisen konnten, die auf die kontrahierte, glatte Muskulatur von Aortenringen der Ratte relaxierend wirkt. Als Mediator dieser arteriolären Dilatation wird Stickoxid (NO), der sog. „endothelium-derived relaxing factor" lokal freigesetzt [9, 121]. Gleichzeitig tritt eine Zunahme der Plasmaendothelinspiegel auf, wodurch der frustrane Versuch einer vasokontriktorischen Gegenregulation entsteht [135, 206].

Myokardiale Beeinträchtigung

Weiterhin kommt es zu einer direkten myokardialen Beeinträchtigung [211]. Ein beteiligter Faktor hierbei könnte ein zirkulierender „myocardial depressant factor" sein, den Parrillo et al. 1985 erstmals nachweisen konnten [142]. Parillo behandelte Herzmuskelpräparate von Ratten mit Serum von insgesamt 20 Patienten mit septischem Schock und fand im Vergleich zu Kontrollen, daß die Seren septischer Patienten die Kontraktilität der Rattenherzmuskeln einschränkten. Eine weitere Arbeitsgruppe konnte inzwischen demonstrieren, daß TNF potente kardiodepressive Eigenschaften aufweist, so daß zumindest ein Teilaspekt der Myokarddepression im septischen Schock diesem Mediator zugeschrieben werden kann [90].

Therapie der Sepsis (s. Tabelle 3)

Chirurgische Herdsanierung

Wichtig für eine optimale Therapie der Sepsis ist der Nachweis des Ausgangsherds. Liegt ein umschriebener Herd vor, so sollte er chirurgisch oder interventionell saniert oder minimiert werden. So wird bei septischer Peritonitis die operative Intervention zur Eliminierung toxinproduzierender Herde den Verlauf günstig beeinflussen.

Tabelle 3. Therapie der Sepsis bei Intensivpatienten. Die linke Spalte gibt die Standardtherapie an, die mittlere Spalte führt die in der Klinik der Autoren eingesetzten adjuvanten Therapiemaßnahmen auf, wobei (*) nur kasuistisch und (**) seit Januar 1993 nicht mehr eingesetzt wird. PAF Plättchen-aktivierender Faktor

Standardtherapie	Adjuvante und zum Teil experimentelle Therapie	Experimentelle Ansätze
chirurgische Herdsanierung	Antithrombin-III-Gabe	pharmakologische Hemmung von Stickoxid (NO)
Antibiotikatherapie	kontinuierliche maschinelle Hämofiltration	Plasmapherese
Sicherstellung der Oxygenierung	Immunglobulingabe	Gabe nichtsteroidaler entzündungshemmender Substanzen
Volumensubstitution	niedrigdosierte Hydrocortisonsubstitution	hochdosierte Naloxonapplikation
Katecholamingabe	Gabe von C1-Esterase-Inhibitor*	Manipulation auf Zytokinebene (s. Text)
	Centoxin-Gabe**	PAF-Antagonisten

Antibiotikatherapie

Vor der Einleitung einer Antibiotikatherapie sollten diagnostische Untersuchungsmaterialien wie z. B. Blut, Urin, Liquor und Bronchialsekret gewonnen werden. Die gezielte antibiotische Behandlung mit Erregernachweis und Antibiogramm ist der ungezielten Therapie vorzuziehen; dies ist bei septischen Patienten jedoch in der Initialphase nur in Einzelfällen möglich. Die ungezielte, kalkulierte antibiotische Initialtherapie muß sich somit nach dem potentiellen Ausgangsherd, nach der Grunderkrankung des Patienten und nach der stationsspezifischen Erregerepidemiologie und Resistenzlage richten, zumal der Nachweis eines fakultativ pathogenen Mikroorganismus nur in ca. einem Viertel bis der Hälfte der Fälle gelingt.

Sicherstellung der Oxygenierung

Um das periphere Sauerstoffangebot im septischen Schock zu verbessern, erfolgt die Therapie des gestörten pulmonalen Gasaustausches durch Intubation und adäquate Respiratorbehandlung. Die Indikation zur frühzeitigen Beatmung ist allgemein anerkannt. Eine Erhöhung des Sauerstoffangebotes kann auch durch eine Steigerung des Herzzeitvolumens mittels differenzierter Volumen- und Katecholamintherapie erfolgen. Neuere Untersuchungen aus dem Jahre 1992 [175, 198] postulieren, daß mit einer Steigerung des Sauerstoffangebotes eine Reduktion der Letalität solcher Patienten einhergehe, während andere Autoren zu einer Mäßigung bei der Maximierung des Sauerstoffangebotes aufrufen [8]. Auch Hayes und Mitarbeiter [89] warnten 1994 vor der Maximierung des Sauerstoffangebotes „um jeden Preis", da eine iatrogen verursachte Zunahme der Patientenletalität auftreten könne.

Volumengabe

Die Hypotension bei Sepsis sollte primär durch Volumengabe korrigiert werden, wobei die Therapie mit Hilfe eines Swan-Ganz-Katheters gesteuert wird [127]. Jedoch erscheint die großzügige Volumenapplikation bei bestehender Kapillarleckage aufgrund der kurzen intravasalen Verweildauer problematisch zu sein. Über die Gabe von kleinvolumigen, hypertonen Flüssigkeitsmengen, der sog. „small volume resuscitation", liegen bei Sepsispatienten noch zu wenige Erfahrungen vor, um endgültige Aussagen machen zu können [111]. Im Tierversuch hingegen konnten Kreimeier und Meßmer bei kontinuierlicher Endotoxingabe positive Kreislaufeffekte hyperton-hyperonkotischer Kochsalz-Dextran-Lösungen nachweisen [112].

Mit einer Bluttransfusion läßt sich nicht nur das Sauerstoffangebot steigern, sondern auch eine effiziente Volumentherapie betreiben, da die transfundierten Erythrozyten – im Gegensatz zu anderen Substanzen – den Intravasalraum auch bei Kapillarleckage nicht verlassen. Die letzte Konsensuskonferenz zur Sepsis, die im Jahre 1994 abgehalten wurde, propagierte, den Hämoglobinwert im septischen Schock nicht in den Bereich von 7–8 g/dl abfallen zu lassen, sondern den Wert auf > 10 g/dl anzuheben [176]. Die Gruppe um Marik wies dabei darauf hin, daß es essentiell ist, relativ frische Erythrozytenkonzentrate (≤ 10 Tage alt) zu transfundieren [124], da hierbei die Erythrozytendeformierbarkeit erhalten bleibt.

Katecholamintherapie

Eine weitere Möglichkeit zur hämodynamischen Stabilisierung im septischen Schock ist der Einsatz katecholaminerger Substanzen. Dopamin wird überwiegend in niedriger Dosierung zur Unterstützung der renalen Funktion eingesetzt. Dobutamin verbessert die eingeschränkte ventrikuläre Kontraktilität und erhöht das periphere Sauerstoffangebot [204]. Als Mittel der Wahl zur Tonisierung des peripheren Gefäßsystems wird zur Zeit das überwiegend α-adrenerg wirkende Noradrenalin angesehen. Früher existierende Befürchtungen, daß die hierdurch verursachte Vasokonstriktion zu einer weiteren Verschlechterung der Nierenfunktion führen könnte, wurden durch Studien aus den Jahren 1987 und 1988 ausgeräumt [50, 131]. Es kommt im Gegenteil nach adäquater Volumensubstitution durch die noradrenalininduzierte Anhebung des Blutdrucks zu einer Verbesserung der Diurese [150].

Substitution von Antithrombin III

Antithrombin III gilt als wichtiger Regulator und Inhibitor im Gerinnungssystem; es inhibiert vor allem Faktor Xa und Thrombin. Die Spiegel von Antithrombin III sind bei Patienten mit Sepsis erniedrigt, wobei dieser Abfall auf einen erhöhten Verbrauch aufgrund der Hyperkoagulabilität zurückzuführen sein dürfte. Somit bietet sich der therapeutische Einsatz von Antithrombin-III-Präparaten[1] an. Es liegen zur Zeit die Ergebnisse mehrerer tierexperimenteller und klinischer Stu-

[1] Kybernin® HS.

dien mit kleiner Fallzahl vor. Bei Ratten mit Endotoxinexposition führte die Vorbehandlung mit hohen Dosen an Antithrombin III zu einer Verminderung der intravasalen Gerinnungsvorgänge und der Organschäden, und sie verbesserte die Überlebensrate [52, 149]. Ähnliche Ergebnisse ließen sich an Primaten erzielen, bei denen mit E. coli eine Sepsis ausgelöst worden war [59]. Blauhut et al. [16] publizierten 1985 die erste randomisierte klinische Studie zum Einsatz von Antithrombin III[2] bei 51 Patienten mit Schock und DIC. In der Therapiegruppe kam es zu einer schnelleren Normalisierung des Gerinnungsstatus, die Letalität konnte dadurch jedoch nicht verbessert werden. In der klinischen Studie von Seitz et al. [170] erhielten 29 Patienten mit septischem Schock Antithrombin III[3] und Frischplasma, wobei 13 der 29 Patienten verstarben; von den 13 unbehandelten Patienten verstarben insgesamt 12. Fourrier et al. [66] berichteten 1993 über eine plazebokontrollierte, doppelblinde Studie an einem Kollektiv von 35 Patienten mit septischem Schock. Die Reduktion der Letalität um 44 % in der Gruppe mit Antithrombin-III-Substitution erreichte aufgrund der kleinen Fallzahl keine statistische Signifikanz, jedoch ergab sich eine deutliche Verbesserung der sepsisinduzierten DIC in der Antithrombin-III-Gruppe. Die Arbeitsgruppe um Jochum [7, 103, 138] empfiehlt, bei Patienten mit septischen Schock oder Polytrauma den Antithrombin-III-Wert bis zu 4 Tage lang in den Bereich von 140 % anzuheben. Hierdurch wird eine Gesamtsubstitution an Antithrombin III von ungefähr 18 000 Einheiten pro Patient erforderlich. Vinazzer [202] berichtete kürzlich über seine Erfahrungen zur Antithrombin-III-Substitution bei Schockpatienten. Er empfahl, den Antithrombin-III-Wert im Schockgeschehen nicht unter 80 % absinken zu lassen, wodurch die Dauer der DIC deutlich verkürzt würde. Allerdings müsse man Antithombin-III-Gaben bei akuter DIC häufig vornehmen, da die Halbwertszeit von 2,5 Tagen auf < 4 h verringert sein kann. In unserer Klinik orientieren wir uns bei der Therapie von Patienten mit septischem Schock an den Empfehlungen von Vinazzer, so daß wir versuchen, einen Spiegel von 80 % aufrechtzuerhalten.

Fibrinolytika

Die Arbeitsgruppe um Lorente [120] konnte nachweisen, daß die Imbalanz zwischen Gerinnungsaktivierung und Inhibition der Fibrinolyse in der Sepsis eine wesentliche Rolle spielt. Lorente fand, daß Patienten, die nicht überlebten, eine deutlich stärkere Aktivierung der Gerinnung aufwiesen als solche, die überlebten. Entsprechend war die Inhibition der Fibrinolyse bei Patienten, die nicht überlebten, wesentlich stärker ausgeprägt. Solche Befunde unterstützen die Überlegung, bei Patienten im septischen Schock eine fibrinolytische Therapie durchzuführen, um diese Imbalanz mit ihren bekannten Folgen wieder in den physiologischen Zustand zu überführen [41]. Im Tierversuch an Ratten mit Endotoxinämie konnte mit Hilfe von Streptokinase die Überlebensquote von 8 auf 70 % erhöht werden [179], so daß die Bedeutung der Gerinnungsaktivierung für das Überleben der Tiere evident war. Auch bei Schweinen mit induziertem Trauma konnte die Gabe von Fibrinolytika die Ausbildung einer akuten Lungen-

---

[2,3] Kybernin® HS.

schädigung verhindern [85]. Bei Patienten mit „adult respiratory distress syndrome" (ARDS), das ebenfalls mit einer Mikrothrombosierung im Lungenstromgebiet einhergeht (s. unten), liegen bereits erste klinische Erfahrungen mit dem therapeutischen Einsatz von Fibrinolytika vor [84, 86, 87].

Beeinflussung der Translokation

Wenn man den Darm als zentrales Organ für die Persistenz einer Sepsis ansieht, tritt die Ernährung des Intensivpatienten in den Vordergrund. In den letzten Jahren wurde der Bedeutung der Ernährung für das Immunsystem zunehmende Aufmerksamkeit geschenkt. Der frühestmögliche Einsatz der enteralen Ernährung - im Gegensatz zur langfristigen parenteralen Ernährung - wurde in jüngster Zeit zur Erhaltung der Darmintegrität propagiert [136], wobei eine persistierende Gastroparese den Einsatz von Duodenal- und Jejunalsonden erfordert. Neben der ausreichenden Zufuhr der üblichen Nährstoffe und Spurenelemente hat die Zugabe von speziellen Bestandteilen an Bedeutung gewonnen. Omega-3-Fettsäuren und Arginin verbessern bei frühzeitiger enteraler Gabe den postoperativen Heilungsverlauf des Patienten [48]. Eine im Jahre 1995 publizierte Multizenterstudie mit 326 Intensivpatienten konnte bei enteraler Supplementierung mit Arginin, Nukleotiden und Fischöl nicht nur eine signifikante Reduktion von erworbenen Infekten, sondern auch eine deutliche Verkürzung des Krankenhausaufenthaltes nachweisen [29]. Auch der Zusatz von Glutamin zur parenteralen Ernährung kann zur Reduktion der Aufenthaltsdauer des Patienten im Krankenhaus beitragen, da hierdurch das Ausmaß der intestinalen Atrophie und die generelle Infektionshäufigkeit verringert wird [197, 215]. Man hat in diesem Zusammenhang den Begriff der *Immunnutrition* geprägt.

Nach der initialen Studie von Stoutenbeek et al. aus dem Jahre 1984 [187] wurde insbesondere in Europa der Versuch unternommen, mit der Gabe von nichtabsorbierbaren Antibiotika den Gastrointestinaltrakt zu sterilisieren und somit zu verhindern, daß endogen vorhandene Keime eine pathogene Wirkung entfalten. Zu dieser selektiven Darmdekontamination (SDD) erschienen in den letzten Jahren eine Reihe von kontrollierten Studien, von denen die meisten zwar eine Reduktion der Pneumonierate, jedoch in der Regel keine Verbesserung der Letalität nachweisen konnten [40, 47, 62, 71, 83, 148]. Die bakterielle Translokation im Gastrointestinaltrakt kann durch eine prophylaktische SDD-Gabe nicht verhindert werden, vielmehr könnte es sogar zu einer Begünstigung der Translokation grampositiver Bakterien kommen [100].

NO-Inhibition

Seit wenigen Jahren existiert ein neuer pharmakologischer Ansatz für die Therapie der Hypotension im septischen Schock. Man nimmt an, daß die mediatorenvermittelte Vasodilatation und Hypotension durch Freisetzung von lokalem NO induziert wird. Im Tiermodell der Sepsis lassen sich erhöhte Konzentrationen von exhaliertem NO als früher Marker der pulmonalen Entzündungsreaktion nachweisen [186]. Eine Substrathemmung dieser gesteigerten Stickoxidsynthese durch verschiedene Argininderivate erscheint somit erfolgversprechend. Es existieren hierzu erste positive tierexperimentelle Befunde [28]; auch bei mehreren Patienten wurden diese Hemmsubstanzen bereits mit gutem Erfolg eingesetzt [118, 144, 165]. Kommt es allerdings im Verlauf der Sepsis zu einem Organversagen der Lunge mit Ausbildung eines ARDS, so können die Patienten andererseits von einer inhalativen Gabe von NO profitieren, wobei die NO-Effekte aufgrund der physiologischen Halbwertszeit von wenigen Sekunden auf die Lunge beschränkt bleiben [154].

Kortikosteroide

Die hochdosierte, frühzeitige Gabe von Kortikoiden wie z. B. Methylprednisolon im septischen Schock läßt sich seit den Ergebnissen zweier Multizenterstudien aus dem Jahre 1987 nicht mehr rechtfertigen [26, 193]. In diesen Studien konnte mittels Kortikoidgabe die Letalität nicht reduziert werden, sie war im Gegenteil infolge sekundärer Komplikationen erhöht. 1991 publizierte Rothwell [158] eine klinische Untersuchung, in der er mittels ACTH-Stimulation nachweisen konnte, daß bei Patienten im septischen Schock eine relative Nebennierenrindeninsuffizienz vorliegt, so daß eine Substitution physiologischer Hydrocortison-Dosen sinnvoll erscheint. Hierzu liegen bereits positive klinische Ergebnisse mehrerer Arbeitsgruppen vor, wobei kreislaufstabilisierende Effekte im Vordergrund stehen [31, 33, 166]. Zusätzlich konnte von Briegel et al. [32] inzwischen experimentell gezeigt werden, daß Hydrocortison die in der Sepsis stark erhöhte Aktivität der Phospholipase A_2 reduziert.

Radikalfänger

Im Rahmen der Aktivierung von neutrophilen Granulozyten entstehen freie Sauerstoffradikale, deren Menge in der Sepsis die physiologische antioxidative Kapazität überschreitet, so daß es zur Lipidperoxidation und zur Gewebeschädigung kommt [76]. N-Acetylcystein ist ein bekannter Radikalfänger, der seine Hauptwirkung über das Glutathion-System entfaltet. Positive Effekte beim Einsatz von N-Acetylcystein in der Sepsis konnten in neueren Untersuchungen sowohl beim Hund [5] als auch beim Patienten [151, 181] gesehen werden. Auch im ARDS könnte die Gabe dieser Substanz von Nutzen sein, wie eine erste prospektive Studie an 66 Patienten nahelegt [101]. Tierexperimentell ließ sich dabei nachweisen, daß mittels N-Acetylcystein die Fibrinablagerungen in der Lunge bei DIC zum großen Teil verhindert werden können [209].

Lazaroide mit der Struktur von 21-Aminosteroiden gehören zu einer Gruppe von neueren Radikalfängern, von denen die Sustanz Tirilazad seit März 1995 in einigen europäischen Ländern zugelassen ist. Erfahrungen mit Tirilazad bei septischen Patienten liegen bisher nicht vor, jedoch lassen positive tierexperimentelle Befunde an Mäusen [172], Ratten [119], Hunden [104] und Kälbern [171] vermuten, daß der Einsatz von Tirilazad bei septischen Patienten von Vorteil sein dürfte.

Naloxon

Die Arbeitsgruppe um Holaday [94] interpretierte 1978 die Hypotension im septischen Schock als „Überschwemmung" des Organismus mit endogenen Opiaten. Konsequenterweise versuchte man, den Opiatantagonisten Naloxon einzusetzen, um die Hypotension bei Sepsis zu antagonisieren. Bei Ratten mit Endotoxinschock erhöhte Naloxon dosisabhängig den Blutdruck, wobei maximale Wirkungen bei einer Dosis > 1 mg/kg erzielt wurden [94]. Ähnliche pressorische Effekte beim Endotoxinschock der Ratte wurden von Holaday auch dem Thyreotropin-releasing-Hormon (TRH) zugeschrieben [95]. Relevante klinische Bedeutung konnte jedoch weder Naloxon [82] noch TRH erlangen.

Hämofiltration

Der Einsatz der kontinuierlichen Hämofiltration bei septischen Patienten dient zum einen der Kontrolle der Flüssigkeitsbilanzierung. Zum anderen ermöglicht insbesondere die kontinuierliche Hämodiafiltration bei kreislaufinstabilen Patienten auch die Elimination urämischer Stoffe. In den letzten Jahren wurde die kontinuierliche maschinelle Hämofiltration zunehmend mit der Vorstellung eingesetzt, durch das extrakorporale Verfahren Mediatoren von kleiner und mittlerer Molekülgröße zu eliminieren. An Hunden mit induzierter Sepsis zeigte Gomez 1990 [75], daß die aufgetretene ventrikuläre Kontraktilitätsstörung durch Hämofiltration positiv beeinflußt wurde, so daß er eine Elimination des „myocardial depressant factor" durch Hämofiltration postulierte. Ähnliche positive Befunde konnte Stein im gleichen Jahr an Schweinen erheben [183]. Eine neuere Untersuchung ergab, daß das Ausmaß der ventrikulären Kontraktilitätsverbesserung direkt mit einer Steigerung des Filtratvolumens korreliert [78]. Inzwischen wurde von mehreren Arbeitsgruppen nachgewiesen, daß sowohl TNF als auch Interleukin 1 durch die kontinuierliche Hämofiltration eliminiert werden [12, 195], während Endotoxin überhaupt nicht und Interleukin 6 nur in geringem Ausmaß ausgeschieden wird. Auch die Elimination von plättchenaktivierendem Faktor über die Hämofiltrationsmembran konnte inzwischen gezeigt werden [157]. Wie groß der Anteil der eliminierten Substanzen im Verhältnis zu dem endogen bestehenden Pool ist, läßt sich jedoch bisher nicht beurteilen. Eigene Erfahrungen weisen darauf hin, daß positive Effekte bereits in der Frühphase zu erwarten sind, so daß bei noch intakter Nierenfunktion frühzeitig mit der kontinuierlichen maschinellen venovenösen Hämofiltration begonnen werden sollte. Als positive Nebenwirkung dieses Verfahrens hat sich die Temperaturreduktion durch das extrakorporale System erwiesen, wodurch die gemessenen Körpertemperaturen in der Regel im Normbereich liegen. Inwieweit die Plasmapherese als extrakorporales Verfahren zu einer effektiven Toxinelimination beitragen kann, ist bisher noch nicht näher bekannt [147].

Beeinflussung der Mediatoren

Ein weiterer therapeutischer Ansatzpunkt ist die Gabe von nichtsteroidalen entzündungshemmenden Substanzen, welche in den Arachidonsäuremetabolismus eingreifen und die Aktivität der Cyclooxygenase sowie der Lipooxygenase modifizieren. Im Tierversuch konnte sowohl Indometacin als auch Ibuprofen die Letalität von septischen Tieren reduzieren. Allerdings scheinen diese Ergebnisse nur zu einem geringen Teil auf Patienten übertragbar zu sein [22, 65].

Auch die intravenöse Gabe von spezifischen Antikörpern könnte sich positiv auswirken. Ziegler [214] zeigte in einer großen Studie an über 543 Patienten, daß die Applikation eines humanen monoklonalen IgM-Antikörpers gegen die Lipid-A-Struktur von Endotoxin die Letalität der Sepsis reduziert, wobei dieser Effekt allerdings auf die Subgruppe mit gramnegativer Bakteriämie beschränkt war. Ähnliche Resultate erzielte Greenman in einer zweiten Multizenterstudie mit einem Mausantikörper [77]. Das in Deutschland zugelassene Präparat Centoxin wurde vom Hersteller im Januar 1993 wieder vom Markt genommen, da sich in einer amerikanischen Phase-III-Studie bei Patienten ohne gramnegative Bakteriämie eine höhere Letalität als in der Placebogruppe ergeben hatte. Eine alternative Strategie zur Beeinflussung von Endotoxin ergibt sich aus der Applikation von BPI, dem sog. „bactericidal/permeability-increasing protein", das LPS nicht nur bindet, sondern auch neutralisiert [125]. Erste tierexperimentelle Untersuchungen hierzu scheinen erfolgversprechend zu sein [64, 102].

Im folgenden sind therapeutische Möglichkeiten zur Beeinflussung einer Sepsis auf Zytokinebene zusammengefaßt. TNF gilt als zentraler Mediator der Sepsis. Die Neutralisierung von endogen freigesetztem TNF durch monoklonale Antikörper konnte im Tierexperiment die Letalität reduzieren [92, 163]. Allerdings müssen bei der Interpretation der Ergebnisse auch protektive Effekte von TNF berücksichtigt werden [161]. Nach einer vielversprechenden Pilotstudie an Patienten [205] fanden in den USA und in Europa Multizenterstudien statt, um die Effektivität von Antikörpern gegen TNF bei Sepsis zu testen [1]. Die Ergebnisse dieser Studien waren jedoch enttäuschend. Allein in der Subgruppe septischer Patienten mit hohen Interleukin-6-Spiegeln konnten positive Effekte gesehen werden, so daß z. Zt. eine ergänzende Multizenterstudie stattfindet, wobei TNF-Antikörper nur bei hohen Interleukin-6-Spiegeln verabreicht werden. Der zur Behandlung arterieller Durchblutungsstörungen eingesetzte Phosphodiesterasehemmer Pentoxifyllin konnte bei kontrollierter Endotoxinämie beim Menschen die TNF-Produktion signifikant senken [213], wobei die endogene TNF-Antwort nicht komplett blockiert wurde. Somit könnte sich eine Indikation für Pentoxifyllin in der Sepsis ergeben [194]. Allerdings weisen neuere tierexperimentelle Untersuchungen darauf hin, daß man diese Substanz relativ früh in einem „the-

Therapeutische Möglichkeiten zur Beeinflussung einer Sepsis auf Zytokinebene

- **Antikörper gegen Zytokine:**
  - Tumor-Nekrose-Faktor-Antikörper,
  - Interleukin-6-Antikörper;
- **Antikörper gegen Zytokinrezeptoren:**
  - Interleukin-1-Rezeptorantikörper;
- **Zytokinrezeptor-Antagonist:**
  - Interleukin-1-Rezeptorantagonist;
- **Zirkulierende Inhibitoren:**
  - Interleukin-1-Inhibitor,
  - Interleukin-6-Inhibitor,
  - Tumor-Nekrose-Faktor-Inhibitor.

rapeutischen Fenster" applizieren muß, um negative Effekte im Vollbild des septischen Schocks zu vermeiden [153].

Auch der Einsatz von Interleukin-1-Rezeptorantagonisten wurde nach initialen Tierversuchen als erfolgversprechend angesehen [2]. Klinische Multizenterstudien [63] waren jedoch ebenso enttäuschend wie die Anti-TNF-Studien. Ebenfalls keine Verbesserung der Letalität im Gesamtkollektiv ergaben klinische Multizenterstudien mit Antagonisten gegen plättchenaktivierenden Faktor [51], so daß man das Konzept der Antagonisierung eines einzelnen Mediators als gescheitert ansehen muß.

Diese Therapieansätze berücksichtigen nur Mediatoren aus dem Zytokinbereich, in der Sepsis kommt es jedoch ebenso zu einer Aktivierung verschiedener anderer Kaskaden z. B. des Komplementsystems [53], welches durch einen einzigen Enzyminhibitor reguliert wird. Die Gruppe um Guerrero konnte an Hunden nachweisen, daß die endotoxininduzierte pulmonale Dysfunktion durch die exogene Gabe dieses C 1-Esteraseinhibitors verhindert wird [79]. Die Substitution dieses Inhibitors beim Patienten könnte daher ebenfalls einen therapeutischen Ansatz in der Sepsis bieten [80, 81, 140].

Polyvalente Immunglobuline

Da sich die therapeutische Beeinflussung bzw. Blockade eines einzelnen Mediators im Netzwerk bisher als nicht sinnvoll erwiesen hat, bietet sich die Substitution polyvalenter Immunglobuline an. Diese Substanzgruppe stellt dem Organismus nicht nur eine Reihe von Antikörpern zur Verfügung, sie verbessert auch die Opsonierungsfähigkeit. Zur hochdosierten, parenteralen Applikation von polyklonalen und polyvalenten Immunglobulinen mit dem Ziel einer Endotoxinneutralisation erschienen im Jahre 1991 2 prospektive, randomisierte Doppelblindstudien von Dominioni [55] und Schedel [164], die bei Erwachsenen mit Sepsis eine signifikante Reduktion der Letalität durch hochdosierte Immunglobulingabe nachweisen konnten. Eine neuere Untersuchung von Pilz et al. [146] zur polyvalenten Immunglobulintherapie bei herzchirurgischen Patienten ergab eine deutliche Senkung der Morbidität und eine Verbesserung der Prognose.

Eigenes Therapiekonzept

Im Jahr 1991 führten wir auf unserer Intensivstation ein Konzept der Sepsistherapie ein, das die Kombinationsgabe von polyvalenten, IgM-angereicherten Immunglobulinen und von Hydrocortison umfaßt. Die Grundlagen dieser Therapieformen sind weiter oben spezifiziert. Eingeschlossen in die Untersuchung wurden bis zum August 1994 insgesamt 64 allgemeinchirurgische und kardiochirurgische Patienten [18], die die Kriterien des septischen Schocks erfüllten. Insbesondere mußte nach ausreichender Volumensubstitution eine Adrenalin- bzw. Noradrenalindosierung ≥0,2 µg/kg/min erforderlich sein. Den Patienten wurden 100 mg Hydrocortison als Bolus über 15 min verabreicht. Danach erfolgte die kontinuierliche Gabe von 200–300 mg pro Tag [33]. Das Präparat mit IgM-angereichertem Immunglobulin wurde in einer Menge von 15 g täglich über 3 Tage appliziert. Als *Responder* wurden die Patienten angesehen, wenn sich die

Katecholamindosierung innerhalb von 24 h halbieren ließ. Die meisten der untersuchten Patienten stabilisierten sich unter diesem Therapieregime. Insgesamt 47 Patienten (73 %) erfüllten die Responder-Kriterien, während 17 Patienten *Nonresponder* blieben. Die Letalität in der Nonresponder-Gruppe lag bei 76 %, während nur 23 % der Responder verstarben ($p< 0{,}001$). Zwischen den beiden Guppen fand sich kein Unterschied im initialen APACHE-II-Score. Aus diesen Ergebnissen folgern wir, daß ein Kombinationsregime in der adjuvanten Sepsistherapie sinnvoll und erfolgversprechend erscheint.

Voraussetzung jeglicher Sepsistherapie auf der Intensivstation ist das Vorhandensein eines Gesamtkonzeptes, das nach Diagnosestellung initiiert wird. Wichtig erscheint hierbei, auch mit der adjuvanten Therapie frühzeitig zu beginnen, wobei die späte Aufnahme moribunder Patienten in ein solches Therapieregime nicht sinnvoll ist. Zu einem Gesamtkonzept gehören auch strukturierte Vorstellungen über das Monitoring (z. B. kontinuierliche Messung des Herzzeitvolumens), über eine frühzeitige enterale Ernährung (z. B. als Immunnutrition mit Arginin und Omega-3-Fettsäuren) und über die Sedierung (z. B. mit Ketamin [70, 190]). Durchgeführt werden müssen sowohl die Standardmaßnahmen als auch die adjuvante Therapie von kompetentem Personal, das bei einer Erkrankung wie dem septischen Schock mit einer allgemeinen Letalität von 40–60 % essentiell erscheint.

Gentherapie der Sepsis

Unter der Annahme, daß die Tissue-Factor-Expression in der Sepsis eine wesentliche Rolle spielt, führten wir bei Mäusen vor Induktion einer Sepsis einen intravenösen somatischen Gentransfer durch. 180 weibliche BALB/c-Mäuse im Alter von 12 Wochen wurden in die Untersuchungen einbezogen [19]. Die Tiere wurden 5 unterschiedlichen Dosierungen von Endotoxin zugeteilt, wobei in den einzelnen Gruppen 1, 1,5, 1,75, 1,875 und 2 µg Endotoxin pro Maus intraperitoneal verabreicht wurde. Gleichzeitig mit Endotoxin wurde den Tieren 15 mg Galaktosamin intraperitoneal appliziert. Die 36 Tiere jeder Dosierungsgruppe erhielten 24 h vor der Endotoxinapplikation einen intravenösen Gentransfer mit 30 µg DNA gelöst in 100 µg Lipofectin. Für den Gentransfer wurde Tissue Factor der Maus in einem Expressionsvektor in der Sense-Orientierung (Überexpression biologisch aktiven Tissue Factors), Antisense-Orientierung (Blockade der Tissue-Factor-Expression) oder als um seine Faktor-VII-Bindungsregion trunkierte cDNA in falschem Leseraster (verändert die Expression von Tissue Factor nicht) kloniert. Als Ergebnis ergab sich, daß die Tissue-Factor-Expression bei den mit Antisense behandelten Tieren deutlich geringer war als in den anderen beiden Gruppen. Gleichzeitig waren in der Antisense-Gruppe nach Endotoxinstimulation kaum Fibrinablagerungen in Organen wie z. B. der Niere nachweisbar, während insbesondere in der Sense-Gruppe solche Ablagerungen prominent waren. Hinsichtlich der Absterberate der Tiere ergab sich, daß die Suppression der Tissue-Factor-Induktion durch intravenösen somatischen Gentransfer die Endotoxin-bedingte Letalitätskurve nach rechts verschob, und daß die mit Antisense-Tissue-Factor vorbehandelten Tiere signifikant weniger verstarben als die Tiere der anderen Gruppen. Somit bietet die Antisense-Technik einen gentherapeutischen Ansatzpunkt in der Therapie der Sepsis.

Da die Tissue-Factor-Expression durch die Transkriptionsfaktoren Nuclear Factor κB (NFκB) und Activator Protein 1 (AP1) reguliert wird [122], untersuchten wir, ob auch die Beeinflussung dieser Transkriptionsfaktoren die Sepsisletalität im Mausmodell senkt [20], wobei NFκB durch den Inhibitor IκB und AP1 durch „mutated jun" blockiert wird. Insgesamt 48 weibliche BALB/c-Mäuse im Alter von 12 Wochen wurden in die Untersuchungen einbezogen. Die Tiere wurden in 4 Gruppen eingeteilt und erhielten einen intravenösen somatischen Gentransfer mit 30 μg DNA gelöst in 100 μg Lipofectin. Tieren der Gruppe 1 wurde lediglich der Expressionsvektor verabreicht, während für den Gentransfer in der zweiten Gruppe IκB in einem Expressionsvektor in der Sense-Orientierung zur Überexpression biologisch aktiven Inhibitors kloniert wurde. Bei den Tieren der Gruppe 3 wurde „mutated jun" und in Gruppe 4 sowohl IκB als auch „mutated jun" überexprimiert. 24 Stunden nach dem Gentransfer wurde allen Tieren 1,75 μg Endotoxin intraperitoneal zusammen mit 15 mg Galaktosamin appliziert. Als Ergebnis fand sich, daß die Inhibition der Transkriptionsfaktoren NFκB und AP1 zu einer signifikanten Reduktion der 24-Stundenletalität der Versuchstiere führte. Somit verringerte die Überexpression von IκB und „mutated jun" die Sepsis-Letalität im Mausmodell, was beweist, daß die Transkriptionsfaktoren NFκB und AP1 eine wichtige Rolle in der Sepsis spielen.

Fulminant verlaufende Sepsisformen

Meningokokkensepsis

Die fulminante Meningokokkensepsis, die in der Regel bei Kindern, seltener bei Erwachsenen auftritt, stellt eine hyperakute Meningokokkeninfektion dar, die fast immer letal endet. Für Fälle mit gleichzeitiger bilateraler Nebennierenblutung wurde die Bezeichnung Waterhouse-Friderichsen-Syndrom geprägt, wobei Waterhouse und Friderichsen zwischen 1911 und 1918 lediglich die pathologischen Befunde beschrieben.

Bei der fulminanten Meningokokkensepsis treten generalisiert Petechien auf, es entwickelt sich eine Purpura und ein Schockzustand, der mit Volumen- und Vasopressorgabe therapeutisch angegangen wird. Gleichzeitig kommt es zur Kapillarleckage und zur myokardialen Dysfunktion. Die bilateralen Nebenniereneinblutungen führten initial zu der Annahme, daß der Schockzustand durch eine akute Nebenniereninsuffizienz bedingt sei, wobei dies allerdings nur partiell der Fall zu sein scheint. Von einzelnen Autoren wurde die fulminante Meningokokkensepsis in Bezug gestellt zur Sanarelli-Shwartzman-Reaktion, bei der es nach 2facher Endotoxinexposition im Tierexperiment zu Gerinnungsstörungen und nekrotischen Hautläsionen kommt.

Besonders bei der Meningokokkensepsis kommt es zur Thrombozytopenie und zur Entwicklung einer DIC, wobei am Krankenbett Petechien und Ekchymosen imponieren. Während bei Erwachsenen mit Meningokokkensepsis die Antithrombin-III-Erniedrigung im Vordergrund steht, tritt bei Kindern ein ausgeprägter Abfall von Protein C und Protein S auf. Leclerc et al. [114] fanden nicht nur deutliche Reduktionen von Protein C und S bei Kindern im Schock und mit

DIC, sondern sie konnten auch zeigen, daß die initialen Meßwerte auch prognostische Parameter für das Überleben der Kinder waren: Die Letalität war bei niedrigen Initialwerten von Protein C und S deutlich gesteigert. Auch die Gruppe um McManus [129] konnte bei Kindern mit Meningokokkensepsis eine signifikante Korrelation zwischen Letalität und den Gerinnungsveränderungen finden. Neben der Gabe von Antibiotika und Katecholaminen wurde bei Meningokokkensepsis in der Regel auch die Volumensubstitution mit Frischplasma in der akuten Phase propagiert, um eine balanzierte Zufuhr von Gerinnungsfaktoren zu gewährleisten. Neuere Untersuchungen aus Skandinavien ergaben allerdings, daß die Gabe von Frischplasma möglicherweise eher negative Effekte auf das Outcome der Patienten besitzt [37].

Sepsis nach Splenektomie: OPSI-Syndrom

In den vergangenen Jahrzehnten wurde nach Splenektomie anfangs bei Kindern, später auch bei Erwachsenen das Auftreten schwerer, in der Regel tödlich verlaufender Sepsisfälle beschrieben. In der deutschsprachigen Literatur hat sich hierfür inzwischen die aus dem Englischen stammende Abkürzung OPSI-Syndrom („overwhelming postsplenectomy infection syndrome") eingebürgert [17, 61, 69, 162]. Patienten mit OPSI-Syndrom bieten eine foudroyante Symptomatik mit Fieber, Übelkeit, Benommenheit und den Zeichen der DIC, wobei der Tod oft innerhalb weniger Stunden eintritt. Pathophysiologisch ist nach Splenektomie eine Störung der Phagozytose im retikuloendothelialen System gesichert. Hierbei scheint das in der Milz gebildete Tetrapeptid Tuftsin ein wichtige Rolle zu spielen. Das Risiko, ein OPSI-Syndrom zu erleiden, hält nach Splenektomie lebenslang an. Da die Infektion mit Pneumokokken im Vordergrund steht, wird nach Splenektomie eine Impfung mit Pneumokokkenvakzine angestrebt [130].

ARDS

Moderate und schwere Verlaufsformen des SIRS können in das Vollbild des Lungenversagens übergehen [98], wobei es sich hierbei um einen sekundären oder indirekten Lungenschaden handelt. Eine wichtige Rolle in der Ausbildung einer

Diagnostik der DIC auf der Intensivstation

- **Klinisches Bild der DIC**
- Thrombozytenzahl ↓
- partielle Thromboplastinzeit (PTT) ↑
- Prothrombinzeit ↑ (Quick ↓)
- Fibrinogen ↓
- Thrombinzeit ↑ (insbesondere bei DIC mit reaktiver Hyperfibrinolyse)
- Antithrombin III ↓
- Fibrinmonomere ↑
- Thrombin-Antithrombin-III-Komplex (TAT) ↑
- Fibrinopeptid A ↑
- Prothrombinfragmente (F_{1+2}) ↑
- Fibrin(ogen)spaltprodukte ↑ (bei DIC mit reaktiver Hyperfibrinolyse)
- D-Dimere ↑ (bei DIC mit reaktiver Hyperfibrinolyse)

solchen sekundären Lungenschädigung spielen die Zytokine, deren Effekte auf die Lunge im Tiermodell eindeutig nachzuweisen sind [60, 184]. Beim Menschen sind die zirkulierenden Zytokine im manifesten ARDS z. T. nur geringfügig erhöht, während in der bronchoalveolären Lavage (BAL) hohe Zytokinkonzentrationen nachzuweisen sind [177, 189]. Dies entspricht der bereits oben angeführten Aussage, daß der Lunge nach der Leber eine Klärfunktion bei der Elimination von Toxinen und Mediatoren zukommt.

Definition des ARDS

Die Definition des ARDS umfaßt nach der letzten amerikanisch-europäischen Konsensuskonferenz aus dem Jahre 1992 insgesamt 3 Hauptpunkte, die alle erfüllt sein müssen [14]:

1. Es muß eine Einschränkung der Oxygenierung vorliegen, die man am Quotienten aus arteriellem Sauerstoffpartialdruck und inspiratorischem Sauerstoffanteil erkennt. Dieser Quotient muß bei Vorliegen eines ARDS ≤200 mm Hg betragen, während für das akute Lungenversagen ein Quotient ≤300 mm Hg ausreicht.
2. Es müssen bilaterale pulmonale Infiltrate im Thoraxröntgenbild vorliegen.
3. Der pulmonalkapilläre Verschlußdruck (Wedge-Druck) muß ≤18 mm Hg sein, um eine primär kardiale Problematik auszuschließen.

Zahlreiche prädisponierende Faktoren können an der Entstehung eines ARDS beteiligt sein. Hierzu zählen zum einen direkte Noxen (z. B. Trauma, Aspiration, Inhalationsschäden), zum anderen kann es indirekt bedingt sein (z. B. bei Sepsis, Pankreatitis).

Neben dem Thoraxröntgenbild hat in den letzten Jahren die Computertomographie (CT) bei der Diagnostik des ARDS zunehmend an Bedeutung gewonnen. Im CT-Bild erkennt man häufig fleckige, insbesondere dorsal liegende Areale mit Infiltraten, wobei auch im fortgeschrittenen ARDS noch zu 10–20 % gesunde Lungenanteile vorhanden sind, die nach Gattinoni als „baby lung" bezeichnet werden [72]. Diese noch gesunden Restlungenanteile sind besonders empfindlich gegenüber einem beatmungsinduzierten Baro- und Volotrauma.

Pathologische Veränderungen im ARDS

Wenn sich das klinische Bild des Patienten zum Vollbild des ARDS ausgebildet hat, unterscheidet sich der pathologische Befund der Lunge nicht von dem Befund nach primärem Lungenversagen. Lichtmikroskopisch kann man in der frühen Phase eine Schwellung der Lungenkapillaren mit einer Akkumulation von proteinhaltiger Flüssigkeit im Alveolarraum und im Interstitium erkennen. In dieser Flüssigkeit bilden sich in den Alveolen hyaline Membranen; Erythrozyten und neutrophile Granulozyten finden sich ebenfalls in den luftgefüllten Räumen. Thromben und Fibrinbeläge führen in variablem Ausmaß zur Obstruktion von Lungenkapillaren, wobei diese frühe Phase 1–3 Tage anhält. Sitrin et al. [178] konnten an Kaninchen mit experimenteller Lungenschädigung nachweisen, daß eine extensive intraalveoläre Fibrinbildung auftritt und daß intravenös verabreichtes, radioaktiv markiertes Fibrinogen im Lungenparenchym akkumuliert. Eine gleichzeitig durchgeführte BAL ergab eine hohe prokoagulatorische Aktivität in der Lavageflüssigkeit. Die Arbeitsgruppe von Idell [99] fand bei Patienten mit ARDS in der BAL eine ebenfalls hohe prokoagulatorische Aktivität, die hauptsächlich Tissue Factor und Faktor VII zugeschrieben werden konnte. Eine fibrinolytische Aktivität konnte in der BAL dieser Patienten nicht nachgewiesen werden. Bereits 1976 konnten Bone et al. [25] zeigen, daß eine enge Beziehung zwischen ARDS und DIC besteht, wobei insgesamt 23 % der ARDS-Patienten eine DIC entwikkelten. Eine ausführliche Übersicht über die Rolle des Gerinnungssystems beim ARDS erschien zuletzt im Jahre 1994 in Chest [88]. Nach der frühen Phase des ARDS folgt die proliferative Phase, in der es zur persistierenden Flüssigkeitsansammlung im Interstitium und in den Alveolen kommt. Gleichzeitig tritt eine epitheliale Proliferation in den Alveolen auf. Als letzte Phase folgt schließlich die fibrotische Umbildung, wobei sich die hyalinen Membranen zurückbilden und Fibroblasten in den Alveolarräumen proliferieren.

Therapie des ARDS

Da eine kausale Therapie des ARDS bisher nicht möglich ist, zielen jegliche Therapiemaßnahmen darauf ab, die zellulären und physiologischen Funktionen (z. B. Gasaustausch, Organperfusion und aeroben Stoffwechsel) zu unterstützen, bis sich die Lungenschädigung erholt hat [109, 155, 156]. Im Vordergrund steht die mechanische Beatmung des Patienten, wobei zahlreiche Beatmungsmodi zur Verfügung stehen. Die Atemhubvolumina sollten auf 6–10 ml/kg Körpergewicht beschränkt werden, das obere Druckniveau bei der Beatmung sollte 35 cmH_2O nicht überschreiten, eine Reduktion des inspiratorischen Sauerstoffanteiles auf $\leq 0{,}6$ sollte angestrebt werden und der positiv-endexspiratorische Druck sollte optimiert werden. Zur Vermeidung eines weiteren Baro- und Volotraumas der Lunge kann eine permissive Hyperkapnie zugelassen werden.

Da sich die regionalen Lungenveränderungen im ARDS hauptsächlich in den abhängigen, dorsalen Regionen befinden, bietet sich die Bauchlagerung dieser Patienten als therapeutischer Ansatz an [93]. Inzwischen gehört die Bauchlagerung zur Standardtherapie im ARDS, wobei ein Großteil der Patienten mit einer akuten Verbesserung der Oxygenierung reagiert. Durch den Lagewechsel des beatmeten Patienten auf den Bauch werden die dorsalen Areale in nichtabhängige, oben liegende Areale überführt. Hieraus resultiert eine akute Verbesserung des Ventilations-Perfusions-Verhältnisses. Gleichzeitig kommt es zu einer verbesserten Sekretmobilisation durch die Bauchlagerung.

Neben dem Lagewechsel zählt die Negativbilanzierung des Patienten zur Standardtherapie des ARDS. Über eine induzierte intravasale Hypovolämie läßt sich aufgrund hydrostatischer Prinzipien am ehesten das akkumulierte extravaskuläre Lungenwasser ausscheiden. Somit zählen Diuretika zu Standardmedikamenten in der Therapie. Allerdings kann eine solche Negativbilanzierung auch bis zum Extrem durchgeführt werden, so daß Perfusionsprobleme mit konsekutiven Schockzuständen iatrogen induziert werden können [168].

Die Möglichkeit der inhalativen NO-Therapie beim ARDS wurde bereits weiter oben angeführt. In der Regel kommen bei dieser Therapieform inspiratorische NO-Konzentrationen von 5–80 ppm zur Anwendung. Inzwischen sind erste kommerzielle Systeme zur inhalativen NO-Applikation erhältlich, wobei allerdings kontrollierte klinische Studien zum Einsatz beim ARDS noch ausstehen. Auch die Inhalation von Prostazyklin in Aerosolform wurde zur Therapie des ARDS angewandt, wobei die Gruppe um Walmrath und Seeger [208] über den erfolgreichen Einsatz bei drei Patienten berichtete. Im Gegensatz zu Säuglingen mit IRDS („infant respiratory distress syndrome") weisen Patienten mit ARDS keinen primären Surfactantmangel auf, so daß die Surfactantsubstitution beim ARDS kontrovers beurteilt wird [116].

Es existieren mehrere extrakorporale Verfahren zur Unterstützung des Gasaustausches. Der intravaskuläre Oxygenator (IVOX), der chirurgisch in die obere und untere Hohlvene eingeführt wird, wurde an mehreren Kliniken mit Erfolg eingesetzt [91]. Die klinische Erprobung dieses Systems ruht z. Zt. jedoch. Die extrakorporale Membranoxygenierung (ECMO) wird in der Regel in der Neonatologie und Pädiatrie bei verschiedenen Ursachen von Lungenversagen verwendet, wobei die Gefäßkanülierung über die Vena jugularis interna und die Arteria carotis erfolgt. Bei Erwachsenen mit ARDS hat sich insbesondere an europäischen Zentren die veno-venöse extrakorporale CO_2-Elimination (ECCO2R) bewährt. Die größten Erfahrungen mit dieser Technik liegen im deutschsprachigen Raum in Berlin und Marburg vor.

Neuere, noch experimentelle Therapiestrategien zielen darauf ab, mittels Gentransfer eine sekundäre Lungenschädigung zu vermeiden. Die Arbeitsgruppe von Conary [45] beispielsweise transfizierte Kaninchen intravenös mit cDNA, was eine Überexpression des Enzyms Prostaglandinsynthase bewirkte. Es kam hierdurch zu einer gesteigerten Produktion von Prostazyklin und Prostaglandin E_2, und die nach Endotoxinstimulation typische Thromboxanfreisetzung und die pulmonale Hypertension wurden deutlich reduziert. Somit besteht die prinzipielle Möglichkeit, durch Überexpression bestimmter Gene sekundäre Lungenschäden positiv zu beeinflussen.

Geburtshilfliche Komplikationen

Akute Gerinnungsstörungen in der Geburtshilfe können aus mannigfaltigen Ursachen auftreten. Insbesondere die vorzeitige Lösung der Plazenta und die Fruchtwasserembolie werden mit der Entwicklung einer DIC in Zusammenhang gebracht. Große retroplazentare Hämatome führen in der Regel zum Absterben des Kindes. Eine frühzeitige Entleerung des Uterus gilt hierbei als wichtigste Maßnahme, um eine adäquate Hämostase zu erzielen. Der intrauterine Verbleib des toten Kindes verstärkt den Schockzustand, wodurch eine DIC unterhalten werden kann.

Bei der Fruchtwasserembolie tritt Fruchtwasser in den mütterlichen Kreislauf über. Dies führt zum kardiorespiratorischen Versagen und zur Gerinnungsstörung. Klinisch zeigt sich das Bild der respiratorischen Insuffizienz mit Dyspnoe und Zyanose. Die neurologische Symptomatik reicht von Verwirrtheit und motorischer Unruhe bis zu Krampfanfällen. In der Lunge und im rechten Herzen lassen sich fetale Haare, Vernix caseosa und Muzin nachweisen. Die ausgeprägte Koagulopathie mit hämorrhagischer Diathese tritt innerhalb von 30 min bis wenigen Stunden nach dem Emboliegeschehen ein. Das Ausmaß der Gerinnungsstörung korreliert dabei nicht mit der Menge an Material, das im Rahmen der Embolie in der Lunge abgelagert wird [117]. Der genaue Mechanismus der DIC-Entstehung bei Fruchtwasserembolie ist nicht bekannt; eine gewisse Rolle könnten dabei sowohl die Partikelbestandteile als auch noch nicht näher spezifizierte Aktivatoren im Fruchtwasser spielen. Neben der symptomatischen Therapie des Schockzustands und der Gerinnungsstörung gilt auch hier die frühestmögliche Entleerung des Uterus als wichtige therapeutische Maßnahme.

Allgemeine Therapieempfehlungen bei DIC

Wenn man trotz der inhomogenen Ursachen der DIC versucht, allgemeine Therapiestrategien zu erarbeiten, muß neben dem Versuch, die auslösende Grundkrankheit zu behandeln, die übliche Intensivtherapie im Vordergund stehen. Hierbei muß auch die personelle Besetzung der Intensivstation berücksichtigt werden, da die Anwesenheit von kompetenten Intensivmedizinern das Outcome von Patienten mit septischem Schock verbessern kann [152]. Bei der Therapie der DIC ist insbesondere der Ersatz des defizienten Inhibitorpotentials zu berücksichtigen. Der Antithombin-III-Wert sollte auf Werte von 80 % angehoben werden, wobei aufgrund der verkürzten Halbwertszeit bei DIC mehrmalige Kontrollen pro Tag erforderlich sind. Mit der Gabe von Frischplasma werden weitere Inhibitoren der Gerinnung zugeführt. Der Einsatz von Heparin bei manifester DIC wurde bereits 1975 von Lasch und Heene propagiert [113]. Heute wird der Einsatz im Rahmen der Therapie der DIC eher kontrovers beurteilt, wobei niedrige Dosierungen von bis zu 5000 IE/Tag vertretbar erscheinen. Aus theoretischen Erwägungen ist die Heparingabe in der Phase des Thrombozytenabfalls sinnvoll, da der bei Thrombozytenuntergang freiwerdende Plättchenfaktor-4 endogenes Heparin neutralisiert und damit die Antithrombin-III-Substitution wirkungslos macht. Eine zunehmende Blutungsneigung bei manifester Thrombopenie erfordert die Substitution mit Thrombozytenkonzentraten und evtl. die Transfusion von Erythrozytenkonzentraten.

Allgemeine Empfehlungen zur Therapie der DIC auf der Intensivstation

- Allgemeine Intensivtherapie,
- Antithrombin-III-Substitution (Wert 80 %),
- Frischplasmagabe,
- evtl. Heparin bis 5000 IE/Tag,
- evtl. Gabe von Thrombozytenkonzentraten,
- evtl. Transfusion von Erythrozytenkonzentraten.

Literatur

1. Abraham E, Wunderink R, Silverman H, Perl TM, Nasraway S, Levy H, Bone R, Wenzel RP, Balk R, Allred R, Pennington JE, Wherry JC (1995) Efficacy and safety of monoclonal antibody to human tumor necrosis factor alpha in patients with sepsis syndrome: A randomized, controlled, double-blind, multicenter clinical trial. JAMA 273: 934–941 2. Alexander HR, Doherty GM, Venzon DJ, Merino MJ, Fraker DL, Norton JA (1992) Recombinant interleukin-1 receptor antagonist (IL-1ra) effective therapy against gram-negative sepsis in rats. Surgery 112: 188–193
3. American College of Chest Physicians/Society of Critical Care Medicine Consensus Conference (1992) Definitons for sepsis and organ failure and guidelines for the use of innovative therapies in sepsis. Crit Care Med 20: 864–874
4. Anderson BO, Bensard DD, Harken AH (1991) The role of platelet activating factor and its antagonists in shock, sepsis and multiple organ failure. Surgery 172: 415–424
5. Bakker J, Zhang H, Depierreux M, van Asbeck S, Vincent JL (1994) Effects of N-acetylcysteine in endotoxic shock. J Crit Care 9: 236–243
6. Balk RA, Parrillo JE (1992) Prognostic factors in sepsis. The cold facts [editorial]. Crit Care Med 20: 1373–1374
7. Bardenheuer M, Obertacke U, Kleinschmidt C, Scherer R, Eisold C, Jochum M, Schmidt-Neuerburg KP (1994) Prophylactic continuous application of antithrombin-III (140 % serum activity for 4 days after trauma) for reduction of shock related complications and pulmonary microvascular permeability – A prospective clinical study [abstract]. Intensive Care Med 20 [Suppl 1]: S121
8. Barone JE, Lowenfels AB (1992) Maximization of oxygen delivery: A plea for moderation. J Trauma 33: 651–653
9. Battafarano RJ, Dunn DL (1992) Role of nitric oxide during sepsis [editorial]. Crit Care Med 20: 1504–1505
10. Baue AE (1992) The Horror autotoxicus and multiple-organ failure. Arch Surg 127: 1451–1462
11. Baumgartner JD, Büla C, Vaney C, Wu MM, Eggimann P, Perret C (1992) A novel score for predicting the mortality of septic shock patients. Crit Care Med 20: 953–960
12. Bellomo R, Tipping P, Boyce N (1993) Continuous veno-venous hemofiltration with dialysis removes cytokines from the circulation of septic patients. Crit Care Med 21: 522–526
13. Benjamin E, Leibowitz AB, Oropello J, Iberti TJ (1992) Systemic hypoxic and inflammatory syndrome: An alternative designation for „sepsis syndrome". Crit Care Med 20: 680– 682
14. Bernard GR, Artigas A, Brigham KL, Carlet J, Falke K, Hudson L, Lamy M, LeGall JR, Morris A, Spragg R, and the Consensus Committee (1994) The American-European consensus conference on ARDS: definitions, mechanisms, relevant outcomes, and clinical trial coordination. Am J Respir Crit Care Med 149: 818–824
15. Biemond BJ, Levi M, ten Cate H, Soule HR, Morris LD, Foster DL, Bogowitz CA, van der Poll T, Büller HR, ten Cate JW (1995) Complete inhibition of endotoxin-induced coagulation activation in chimpanzees with a monoclonal Fab fragment against factor VII/VIIa. Thromb Haemost 73: 223–230
16. Blauhut B, Kramar H, Vinazzer H, Bergmann H (1985) Substitution of antithrombin III in shock and DIC: A randomized study. Thromb Res 39: 81–89
17. Böhmer R, Ostendorf PC (1987) Aktueller Wissensstand zur Pathogenese und Prophylaxe der Postsplenektomiesepsis (OPSI). Internist 28: 777–782
18. Böhrer H, Schmidt H, Bach A, Böttiger BW, Motsch J, Martin E (1995) Combination treatment of sepsis with polyvalent immunoglobulins and low-dose hydrocortisone [abstract]. Crit Care Med 23: A156
19. Böhrer H, Zhang Y, Nawroth PP, Bach A, Böttiger BW, Schmidt H, Martin E (1995) Intravenous somatic gene transfer with antisense tissue factor reduces mortality in mice with endotoxin-induced sepsis [abstract]. Crit Care Med 23: A155
20. Böhrer H, Zhang Y, Qiu F, Nawroth PP, Bach A, Schmidt H, Martin E (1995) Endotoxin-induzierte Transkriptionsfaktoren vermitteln die Sepsis-Letalität im Mausmodell [abstract]. Anaesthesist 44 [Suppl 1]: S87
21. Bolton CF, Young GB, Zochodne DW (1993) The neurological complications of sepsis. Ann Neurol 33: 94–100
22. Bone RC (1992) Phospholipids and their inhibitors: A critical evaluation of their role in the treatment of sepsis. Crit Care Med 20: 884–890
23. Bone RC (1992) Sepsis and coagulation. An important link [editorial]. Chest 101: 594–596

24. Bone RC (1992) Toward an epidemiology and natural history of SIRS (systemic inflammatory response syndrome). JAMA 268: 3452–3455
25. Bone RC, Francis PB, Pierce AK (1976) Intravascular coagulation associated with the adult respiratory distress syndrome. Am J Med 61: 585–589
26. Bone RC, Fisher CJ, Clemmer TP, Slotman GJ, Metz CA, Balk RA, The Methylprednisolone Severe Sepsis Study Group (1987) A controlled clinical trial of high-dose methylprednisolone in the treatment of severe sepsis and septic shock. N Engl J Med 317: 653–658
27. Bone RC, Sprung CL, Sibbald WJ (1992) Definitions for sepsis and organ failure [editorial]. Crit Care Med 20: 724–726
28. Booke M, Meyer J, Lingnau W, Hinder F, Traber LD, Traber DL (1995) Use of nitric oxide synthase inhibitors in animal models of sepsis. New Horizons 3: 123–138
29. Bower RH, Cerra FB, Bershadsky B, Licari JJ, Hoyt DB, Jensen GL, Van Buren CT, Rothkopf MM, Daly JM, Adelsberg BR (1995) Early enteral administration of a formula (Impact) supplemented with arginine, nucleotides, and fish oil in intensive care unit patients: Results of a multicenter, prospective, randomized, clinical trial. Crit Care Med 23: 436–449
30. Brandtzaeg P, Sandset PM, Joo GB, Ovstebo R, Abildgaard U, Kierulf P (1989) The quantitative association of plasma endotoxin, antithrombin, protein C, extrinsic pathway inhibitor and fibrinopeptide A in systemic meningococcal disease. Thromb Res 55: 459–470
31. Briegel J, Forst H, Kellermann W, Haller M, Peter K (1992) Haemodynamic improvement in refractory septic shock with cortisol replacement therapy [letter]. Intensive Care Med 18: 318
32. Briegel J, Kellermann W, Bittl M, Forst H, Hoffmann G, Haller M, Peter K (1992) Influence of physiological doses of hydrocortisone on phospholipase A2 activity in early septic shock [abstract]. Anesthesiology 77: A256
33. Briegel J, Kellermann W, Forst H, Haller M, Bittl M, Hoffmann GE, Büchler M, Uhl W, Peter K and the Phospholipase A2 Study Group (1994) Low-dose hydrocortisone infusion attenuates the systemic inflammatory response syndrome. Clin Investigator 72: 782–787
34. Brox JH, Osterud B, Bjorklid E, Fenton JW (1984) Production and availability of thromboplastin in endothelial cells: the effects of thrombin, endotoxin and platelets. Br J Haematol 57: 239–246
35. Bull BS, Bull MH (1994) Hypothesis: Disseminated intravascular inflammation as the inflammatory counterpart to disseminated intravascular coagulation. Proc Natl Acad Sci USA 91: 8190–8194
36. Burke-Gaffney A, Keenan AK (1993) Modulation of human endothelial cell permeability by combinations of the cytokines interleukin-1 /ß, tumor necrosis factor-α, and interferon-γ. Immunopharmacology 25: 1–9
37. Busund R, Straume B, Revhaug A (1993) Fatal course in severe meningococcemia: Clinical predictors and effect of transfusion therapy. Crit Care Med 21: 1699–1705
38. Carson SD, Johnson DR, Tracy SM (1993) Tissue factor and the extrinsic pathway of coagulation during infection and vascular inflammation. Eur Heart J 14 [Suppl K]: 98–104
39. Casey LC, Balk RA, Bone RC (1993) Plasma cytokine and endotoxin levels correlate with survival in patients with the sepsis syndrome. Ann Intern Med 119: 771–778
40. Cerra FB, Maddaus MA, Dunn DL, Wells CL, Konstantinides NN, Lehmann SL, Mann HJ (1992) Selective gut decontamination reduces nosocomial infections and length of stay but not mortality or organ failure in surgical intensive care unit patients. Arch Surg 127: 163–169
41. Chandler WL (1991) Treatment of thrombosis associated with septic shock [editorial]. J Lab Clin Med 118: 513–514
42. Clauss M, Gerlach M, Gerlach H, Brett J, Wang F, Familetti PC, Pan YCE, Olander JV, Connolly DT, Stern D (1990) Vascular permeability factor: A tumor-derived polypeptide that induces endothelial cell and monocyte procoagulant activity, and promotes monocyte migration. J Exp Med 172: 1535–1545
43. Clemmer TP, Fisher CJ, Bone RC, Slotman GJ, Metz CA, Thomas FO, The Methylprednisolone Severe Sepsis Study Group (1992) Hypothermia in the sepsis syndrome and clinical outcome. Crit Care Med 20: 1395–1401
44. Colman RW (1994) Disseminated intravascular coagulation due to sepsis. Semin Hematol 31 [Suppl 1]: 10–17
45. Conary JT, Parker RE, Christman BW, Faulks RD, King GA, Meyrick BO, Brigham KL (1994) Protection of rabbit lungs from endotoxin injury by in vivo hyperexpression of the prostaglandin G/H synthase gene. J Clin Invest 93: 1834–1840
46. Conway EM, Rosenberg RD (1988) Tumor necrosis factor suppresses transcription of the thrombomodulin gene in endothelial cells. Mol Cell Biol 8: 5588–5592

47. Craven DE (1992) Use of selective decontamination of the digestive tract – Is the light at the end of the tunnel red or green? Ann Intern Med 117: 609–611
48. Daly JM, Lieberman MD, Goldfine J, Shou J, Weintraub F; Rosato EF; Lavin P (1992) Enteral nutrition with supplemental arginine, RNA, and omega-3 fatty acids in patients after operation: immunologic, metabolic, and clinical outcome. Surgery 112: 56–67
49. Damas P, Ledoux D, Nys M, Vrindts Y, de Groote D, Franchimont P, Lamy M (1992) Cytokine serum level during severe sepsis in human IL-6 as a marker of severity. Ann Surg 215: 356–362
50. Desjars P, Pinaud M, Potel G, Tasseau F, Touze MD (1987) A reappraisal of norepinephrine therapy in human septic shock. Crit Care Med 15: 134–137
51. Dhainaut JFA, Tenaillon A, Le Tulzo Y, Schlemmer B, Solet JP, Wolff M, Holzapfel L, Zeni F, Dreyfuss D, Mira JP, De Vathaire F, Guinot P, the BN 52021 Sepsis Study Group (1994) Platelet-actiavting factor receptor antagonist BN 52021 in the treatment of severe sepsis: A randomized, double-blind, placebo-controlled, multicenter clinical trial. Crit Care Med 22: 1720–1728
52. Dickneite G, Pâques EP (1993) Protection of DIC-induced mortality in Klebsiella peneumoniae-infected and LPS-treated rats by antithrombin III. In: Müller-Berghaus G, Madlener K, Blombäck M, ten Cate JW (eds) DIC: Pathogenesis, Diagnosis and Therapy of Disseminated Intravascular Fibrin Formation. Excerpta Medica, Amsterdam, pp 215–219
53. Dofferhoff AS, de Jong HJ, Bom VJ, van der Meer J, Limburg PC, de Vries-Hospers HG, Marrink J, Mulder PO, Weits J (1992) Complement activation and the production of inflammatory mediators during the treatment of severe sepsis in humans. Scand J Infect Dis 24: 197–204
54. Dominioni L, Diongi R, Zanello M, Monico R, Cremaschi R, Diongi R, Ballabio A, Massa M, Comelli M, dal Ri P, Pisati P (1987) Sepsis score and acute-phase protein response as predictors of outcome in septic surgical patients. Arch Surg 122: 141–146
55. Dominioni L, Dionigi R, Zanello M, Chiaranda M, Diongi R, Acquarolo A, Ballabio A, Sguotti C (1991) Effects of high-dose IgG on survival of surgical patients with sepsis scores of 20 or greater. Arch Surg 126: 236–240
56. Drake TA, Cheng J, Chang A, Taylor FB (1993) Expression of tissue factor, thrombomodulin, and E-selectin in baboons with lethal Escherichia-coli sepsis. Am J Pathol 142: 1458–1470
57. Edgington TS, Mackman N, Fan ST, Ruf W (1992) Cellular immune and cytokine pathways resulting in tissue factor expression and relevance to septic shock. Nouv Rev Fr Haematol 34 [Suppl]: S15–S27
58. Elebute EA, Stoner HB (1983) The grading of sepsis. Br J Surg 70: 29–31
59. Emerson TE, Fournel MA, Redens TB, Taylor FB (1989) Efficacy of antithrombin III supplementation in animal models of fulminant Escherichia coli endotoxemia or bacteremia. Am J Med 87 (3B): 27S–33S
60. Ferrari-Baliviera E, Mealy K, Smith RI, Wilmore DW (1989) Tumor necrosis factor induces adult respiratory distress syndrome in rats. Arch Surg 124: 1400–1405
61. Filz HP, Förster H (1994) Sepsis nach Splenektomie – das OPSI-Syndrom. Intensivmedizin 31: 288–290
62. Fink MP (1992) Selective digestive decontamination: A gut issue for the nineties [editorial]. Crit Care Med 20: 559–562
63. Fisher CJ, Dhainaut JF, Opal SM, Pribble JP, Balk RA, Slotman GJ, Iberti TJ, Rackow EC, Shapiro MJ, Greenman RL, Reines HD et al (1994) Recombinant human interleukin 1 receptor antagonist in the treatment of patients with sepsis syndrome. Results from a randomized, double-blind, placebo-controlled trial. JAMA 271: 1836–1843
64. Fisher CJ, Marra MN, Palardy JE, Marchbanks CR, Scott RW, Opal SM (1994) Human neutrophil bactericidal/permeability-increasing protein reduces mortality rate from endotoxin challenge: A placebo-controlled study. Crit Care Med 22: 553–558
65. Fletcher JR (1991) Ibuprofen in patients with severe sepsis [editorial]. Crit Care Med 19: 1331–1332
66. Fourrier F, Lestavel P, Chopin C, Marey A, Goudemand J, Rime A, Mangalaboyi J (1990) Meningococcemia and purpura fulminans in adults: acute deficiencies of proteins C and S and early treatment with antithrombin III concentrates. Intensive Care Med 16: 121–124
67. Fourrier F, Chopin C, Goudemand J, Hendrycx S, Caron C, Rime A, Marey A, Lestavel P (1992) Septic shock, multiple organ failure, and disseminated intravascular coagulation. Compared patterns of antithrombin III, protein C, and protein S deficiencies. Chest 101: 816–823

68. Fourrier F, Chopin C, Huart JJ, Runge I, Caron C, Goudemand J (1993) Double-blind, placebo-controlled trial of antithrombin III concentrates in septic shock with disseminated intravascular coagulation. Chest 104: 882–888
69. Freund M, Ostendorf P, Gärtner VH, Tidow S (1981) OPSI – Ein Fall foudroyant verlaufender Sepsis. Internist 22: 175–179
70. Freye E, Knüfermann V (1994) Keine Hemmung der intestinalen Motilität nach Ketamin-/Midazolamnarkose. Anaesthesist 43: 87–91
71. Gastinne H, Wolff M, Delatour F, Faurisson F, Chevret S, French Study Group on Selective Decontamination of the Digestive Tract (1992) A controlled trial in intensive care units of selective decontamination of the digestive tract with nonabsorbable antibiotics. N Engl J Med 326: 594–599
72. Gattinoni L, Pesenti A, Bombino M, Baglioni S, Rivolta M, Rossi F, Rossi G, Fumagalli R, Marcolin R, Mascheroni D, Torresin A (1988) Relationships between lung computed tomographic density, gas exchange, and PEEP in acute respiratory failure. Anesthesiology 69: 824–832
73. George JN, Shattil SJ (1991) The clinical importance of acquired abnormalities of platelet function. N Engl J Med 324: 27–39
74. Glauser MP, Zanetti G, Baumgartner JD, Cohen J (1991) Septic shock: pathogenesis. Lancet 338: 732–736
75. Gomez A, Wang R, Unruh H, Light RB, Bose D, Chau T, Correa E, Mink S (1990) Hemofiltration reverses left ventricular dysfunction during sepsis in dogs. Anesthesiology 73: 671–685
76. Goode HF, Webster NR (1993) Free radicals and antioxidants in sepsis. Crit Care Med 21: 1770–1776
77. Greenman RL, Schein RM, Martin MA, Wenzel RP, MacIntyre NR, Emmanuel G, Chmel H, Kohler RB, McCarthy M, Plouffe J et al. (1991) A controlled clinical trial of E5 murine monoclonal IgM antibody to endotoxin in the treatment of gram-negative sepsis. The XOMA Sepsis Study Group. JAMA 266: 1097–1102
78. Grootendorst AF, van Bommel EFH, van der Hoven B, van Leengoed LAMG, van Osta ALM (1992) High volume hemofiltration improves right ventricular function in endotoxin-induced shock in the pig. Intensive Care Med 18: 235–240
79. Guerrero R, Velasco F, Rodriguez M, Lopez A, Rojas R, Alvarez MA, Villalba R, Rubio V, Torres A, del Castillo D (1993) Endotoxin-induced pulmonary dysfunction is prevented by C1-esterase inhibitor. J Clin Invest 91: 2754–2760
80. Hack CE, Voerman HJ, Eisele B, Keinecke HO, Nuijens JH, Eerenberg AJM, Ogilvie A, Schijndel RJMS, van, Delvos U, Thijs LG (1992) C1-esterase inhibitor substitution in sepsis [letter]. Lancet 339: 378
81. Hack CE, Ogilvie AC, Eisele B, Eerenberg AJM, Wagstaff J, Thijs LG (1993) C1-inhibitor substitution therapy in septic shock and in the vacular leak syndrome induced by high doses of interleukin-2. Intensive Care Med 19: S19–S28
82. Hackshaw KV, Parker GA, Roberts JW (1990) Naloxone in septic shock. Crit Care Med 18: 47–51
83. Hammond JMJ, Potgieter PD, Saunders GL, Forder AA (1992) Double-blind study of selective decontamination of the digestive tract in intensive care. Lancet 340: 5–9
84. Hardaway RM (1978) Acute respiratory distress syndrome and disseminated intravascular coagulation. South Med J 71: 596–598
85. Hardaway RM, Williams CH, Marvasti M, Farias M, Tseng A, Pinon I, Yanez D, Martinez M, Navar J (1990) Prevention of adult respiratory distress syndrome with plasminogen activator in pigs. Crit Care Med 18: 1413–1418
86. Hardaway RM, Harke H, Williams CH (1994) Fibrinolytic agents – A new approach to the treatment of adult respiratory distress syndrome. Adv Ther 11: 43–51
87. Harke H (1991) Fibrinolysetherapie bei chirurgisch behandelten Intensivpatienten. Klin Wochenschr 69 [Suppl 26]: 150–156
88. Hasegawa N, Husari AW, Hart WT, Kandra TG, Raffin TA (1994) Role of the coagulation system in ARDS. Chest 105: 268–277
89. Hayes MA, Timmins AC, Yau EHS, Palazzo M, Hinds CJ, Watson D (1994) Elevation of systemic oxygen delivery in the treatment of critically ill patients. N Engl J Med 330: 1717–1722
90. Heard SO, Perkins MW, Fink MP (1992) Tumor necrosis factor- causes myocardial depression in guinea pigs. Crit Care Med 20: 523–527

91. High KM, Snider MT, Richard R, Russell GB, Stene JK, Campbell DB, Aufiero TX, Thieme GA (1992) Clinical trials of an intravenous oxygenator in patients with adult respiratory distress syndrome. Anesthesiology 77: 856–863
92. Hinshaw LB, Emerson TE, Taylor FB, Chang ACK, Duerr M, Peer GT, Flournoy DJ, White GL, Kosanke SD, Murray CK, Xu R, Passey RB, Fournel MA (1992) Lethal Staphylococcus aureus-induced shock in primates: Prevention of death with ant-TNF antibody. J Trauma 33: 568–573
93. Hörmann C, Benzer H, Baum M, Wicke K, Putensen C, Putz G, Hartlieb S (1994) Bauchlagerung im ARDS. Anaesthesist 43: 454–462
94. Holaday JW, Faden AI (1978) Naloxone reversal of endotoxin hypotension suggests role of endorphins in shock. Nature 275: 450–451
95. Holaday JW, Ruvio BA, Faden AI (1981) Thyrotropin releasing hormone improves blood pressure and survival in endotoxic shock. Eur J Pharmacol 74: 101–105
96. Hollenberg SM, Cunnion RE, Parrillo JE (1992) Effect of septic serum on vascular smooth muscle: In vitro studies using rat aortic rings. Crit Care Med 20: 993–998.
97. Hotchkiss RS, Karl IE (1992) Reevaluation of the role of cellular hypoxia and bioenergetic failure in sepsis. JAMA 267: 1503–1510
98. Hudson LD, Milberg JA, Anardi D, Maunder RJ (1995) Clinical risks for development of the acute respiratory distress syndrome. Am J Respir Crit Care Med 151: 293–301
99. Idell S, Koenig KB, Fair DS, Martin TR, McLarty J, Maunder RJ (1991) Serial abnormalities of fibrin turnover in evolving adult respiratory distress syndrome. Am J Physiol 261: L240–L248
100. Jackson RJ, Smith SD, Rowe MI (1990) Selective bowel decontamination results in gram-positive translocation. J Surg Res 48: 444–447
101. Jepsen S, Herlevsen P, Knudsen P, Bud MI, Klausen NO (1992) Antioxidant treatment with N-acetylcysteine during adult respiratory distress syndrome: A prospective, randomized, placebo-controlled study. Crit Care Med 20: 918–923
102. Jin H, Yang R, Marsters S, Ashkenazi A, Bunting S, Marra MN, Scott RW, Baker JB (1995) Protection against endotoxic shock by bactericidal/permeability-increasing protein in rats. J Clin Invest 95: 1947–1952
103. Jochum M, Inthorn D, Waydhas Ch, Fritz H (1994) Modulation of inflammatory mediators by AT III-therapy [abstract]. Intensive Care Med 20 [Suppl 1]: S119
104. Johnson D, Hurst T, Prasad K, Wilson T, Saxena A, Murphy F, Mayers I (1994) Lazaroid pretreatment preserves gas exchange in endotoxin-treated dogs. J Crit Care 9: 213–223
105. Kalter ES, Daha MR, Cate JW ten, Verhoef J, Bouma BN (1985) Activation and inhibition of Hageman factor-dependent pathways and the complement system in uncomplicated bacteremia or bacterial shock. J Infect Dis 151: 1019–1027
106. Kirchhofer D, Tschopp TB, Hadvary P, Baumgartner HR (1994) Endothelial cells stimulated with tumor necrosis factor- express varying amounts of tissue factor resulting in inhomogenous fibrin deposition in a native blood flow system. Effects of thrombin inhibitors. J Clin Invest 93: 2073–2083
107. Klausner JM, Paterson IS, Goldman G, Kobzik L, Lelzuk S, Skornick Y, Eberlein T, Valeri R, Shepro D, Hechtman HB (1991) Interleukin-2-induced lung injury is mediated by oxygen free radicals. Surgery 109: 169–175
108. Knaus WA, Draper EA, Wagner DP, Zimmerman JE (1985) APACHE II: A severity of disease classification system. Crit Care Med 13: 818–829
109. Kollef MH, Schuster DP (1995) The acute respiratory distress syndrome. N Engl J Med 332: 27–37
110. Koltai M, Hosford D, Braquet P (1992) Role of PAF and cytokines in microvascular tissue injury. J Lab Clin Med 119: 461–466
111. Kreimeier U, Meßmer K (1992) Einsatz hypertoner NaCl-Lösungen zur primären Volumentherapie. Zentralbl Chir 117: 532–539
112. Kreimeier U, Frey L, Dentz J, Herbel T, Messmer K (1991) Hypertonic saline dextran resuscitation during the initial phase of acute endotoxemia: effect on regional blood flow. Crit Care Med 19: 801–809
113. Lasch HG, Heene DH (1975) Heparin therapy of diffuse intravascular coagulation (DIC). Thromb Diath Haemorrh 33: 105–106
114. Leclerc F, Hazelzet J, Jude B, Hofhuis W, Hue V, Martinot A, Van der Voort E (1992) Protein C and S deficiency in severe infectious purpura of children: a collaborative study of 40 cases. Intensive Care Med 18: 202–205
115. Levi M, ten Cate H, Bauer KA, van der Poll T, Edgington TS, Büller HR, van Deventer SJH, Hack CE, ten Cate JW, Rosenberg RD (1994) Inhibition of endotoxin-induced acti-

vation of coagulation and fibrinolysis by pentoxifylline or by a monoclonal anti-tissue factor antibody in chimpanzees. J Clin Invest 93: 114–120
116. Lewis JF, Jobe AH (1993) Surfactant and the adult respiratory distress syndrome. Am Rev Respir Dis 147: 218–233
117. Liban E, Raz S (1969) A clinicopathologic study of fourteen cases of amniotic fluid embolism. Am J Clin Pathol 51: 477–486
118. Lin PJ, Chang CH, Chang JP (1994) Reversal of refractory hypotension in septic shock by inhibitor of nitric oxide synthase. Chest 106: 626–629
119. Liu P, Vonderfecht SL, McGuire GM, Fisher MA, Farhood A, Jaeschke H (1994) The 21-aminosteroid tirilazad mesylate protects against endotoxin shock and acute liver failure in rats. J Pharmacol Exp Ther 271: 438–445
120. Lorente JA, García-Frade LJ, Landín L, Pablo R de, Torrado C, Renes E, García-Avello A (1993) Time course of hemostatic abnormalities in sepsis and its relation to outcome. Chest 103: 1536–1542
121. Lübbe AS, Garrison RN, Cryer HM, Alsip NL, Harris PD (1992) EDRF as a possible mediator of sepsis-induced arteriolar dilation in skeletal muscle. Am J Physiol 262: H880–887
122. Mackman N, Brand K, Edgington TS (1991) Lipopolysaccharide-mediated transcriptional activation of the human tissue factor gene in THP-1 monocytic cells requires both activator protein 1 and nuclear factor B binding sites. J Exp Med 174: 1517–1526
123. Mammen EF, Miyakawa T, Phillips TF, Assarian GS, Brown JM, Murano G (1985) Human antithrombin concentrates and experimental disseminated intravascular coagulation. Semin Thromb Hemost 11: 373–383
124. Marik PE, Sibbald WJ (1993) Effect of stored-blood transfusion on oxygen delivery in patients with sepsis. JAMA 269: 3024–3029
125. Marra MN, Wilde CG, Griffith JE, Snable JL, Scott RW (1990) Bactericidal/permeability-increasing protein has endotoxin-neutralizing activity. J Immunol 144: 662–666
126. Marshall JC, Christou NV, Meakins JL (1993) The gastrointestinal tract. The „undrained abscess“ of multiple organ failure. Ann Surg 218: 111–119
127. Martin C, Saux P, Eon B, Aknin P, Gouin F (1990) Septic shock: a goal-directed therapy using volume loading, dobutamine and/or norepinephrine. Acta Anaesthesiol Scand 34: 413–417
128. Mason JW, Kleeberg U, Dolan P, Colman RW (1970) Plasma kallikrein and Hageman factor in Gram-negative bacteremia. Ann Intern Med 73: 545–551
129. McManus ML, Churchwell KB (1993) Coagulopathy as a predictor of outcome in meningococcal sepsis and the systemic inflammatory response syndrome with purpura. Crit Care Med 21: 706–711
130. McMullin M, Johnston G (1993) Long term management of patients after splenectomy. Pneumococcal vaccine, lifelong penicillin, and avoidance of protozoal infections [editorial]. Br Med J 307: 1372–1373
131. Meadows D, Edwards JD, Wilkins RG, Nightingale P (1988) Reversal of intractable septic shock with norepinephrine therapy. Crit Care Med 16: 663–666
132. Meakins JL, Marshall JC (1986) The gastrointestinal tract: The 'motor' of MOF (Panel discussion – multiple-organ-failure syndrome). Arch Surg 121: 197–201
133. Michie HR, Manogue KR, Spriggs DR, Revhaug A, O'Dwyer S, Dinarello CA, Cerami A, Wolff SM, Wilmore DW (1988) Detection of circulating tumor necrosis factor after endotoxin administration. N Engl J Med 318: 1481–1486
134. Mira JP, Fabre JE, Baigorri F, Coste J, Annat G, Artigas A, Nitenberg G, Dhainaut JFA (1994) Lack of oxygen supply dependency in patients with severe sepsis. A study of oxygen delivery increased by military antishock trouser and dobutamine. Chest 106: 1524–1531
135. Mitaka C, Hirata Y, Makita K, Nagura T, Tsunoda Y, Amaha K (1993) Endothelin-1 and atrial natriuretic peptide in septic shock. Am Heart J 126: 466–468
136. Moore FA, Feliciano DV, Andrassy RJ, McArdle AH, Booth FV, Morgenstein-Wagner TB, Kellum JM, Welling RE, Moore EE (1992) Early enteral feeding, compared with parenteral, reduces postoperative septic complications. The results of a meta-analysis. Ann Surg 216: 172–183
137. Moreau R, Hadengue A, Soupison T, Kirstetter P, Mamzer MF, Vanjak D, Vauquelin P, Assous M, Sicot C (1992) Septic shock in patients with cirrhosis: Hemodynamic and metabolic characteristics and intensive care unit outcome. Crit Care Med 20: 746–750
138. Nast-Kolb, Waydhas Ch, Jochum M, Schweiberer L (1994) Early antithrombin III treatment of patients with severe multiple injuries [abstract]. Intensive Care Med 20 [Suppl 1]: S121

139. Nawroth PP, Stern DM (1986) Modulation of endothelial cell hemostatic properties by tumor necrosis factor. J Exp Med 163: 740–745
140. Nürnberger W, Göbel U, Stannigel H, Eisele B, Janssen A, Delvos U (1992) C1-inhibitor concentrate for sepsis-related capillary leak syndrome [letter]. Lancet 339: 990
141. Osterud B, Flaegstad T (1983) Increased tissue thromboplastin activity in monocytes of patients with meningococcal infection: related to an unfavourable prognosis. Thromb Haemost 49: 5–7
142. Parrillo JE, Burch C, Shelhamer JH, Parker MM, Natanson C, Schuette W (1985) A circulating myocardial depressant substance in humans with septic shock. Septic shock patients with a reduced ejection fraction have a circulating factor that depresses in vitro myocardial cell performance. J Clin Invest 76: 1539–1553
143. Patel RT, Deen KI, Youngs D, Warwick J, Keighley RB (1994) Interleukin 6 is a prognostic indicator of outcome in severe intra-abdominal sepsis. Br J Surg 81: 1306–1308
144. Petros A, Bennett D, Vallance P (1991) Effect of nitric oxide synthase inhibitors on hypotension in patients with septic shock. Lancet 338: 1557–1558
145. Pilz G, Werdan K (1989) Score-Systeme bei Sepsis und septischem Schock: Diagnosestellung, Verlaufsbeurteilung und Therapiekontrolle, Intensivmed 26/Suppl 1: 65–71
146. Pilz G, Kreuzer E, Kääb S, Appel R, Werdan K (1994) Early sepsis treatment with immunoglobulins after cardiac surgery in score-identified high-risk patients. Chest 105: 76–82
147. Pollack M (1992) Blood exchange and plasmapheresis in sepsis and septic shock [editorial]. Clin Infect Dis 15: 431–433
148. Poole GV, Muakkassa FF, Griswold JA (1992) Pneumonia, selective decontamination, and multiple organ failure. Surgery 111: 1–3
149. Redens TB, Emerson TE (1989) Antithrombin-III treatment limits disseminated intravascular coagulation in endotoxemia. Circ Shock 28: 49–58
150. Redl-Wenzl EM, Armbruster C, Edelmann G, Fischl E, Kolacny M, Wechsler-Fördös A, Sporn P (1990) Noradrenalin im „High Output-Low Resistance State" beim septischen Adominalpatienten. Anaesthesist 39: 525–529
151. Reinhart K, Spies CD, Meier-Hellmann A, Bredle DL, Hannemann L, Specht M, Schaffartzik W (1995) N-acetylcysteine preserves oxygen consumption and gastric mucosal pH during hyperoxic ventilation. Am J Respir Crit Care Med 151: 773–779
152. Reynolds HN, Haupt MT, Thill-Baharozian MC, Carlson RW (1988) Impact of critical care physician staffing on patients with septic shock in a university hospital medical intensive care unit. JAMA 260: 3446–3450
153. Ridings PC, Windsor ACJ, Sugerman HJ, Kennedy E, Sholley MM, Blocher CR, Fisher BJ, Fowler AA (1994) Beneficial cardiopulmonary effects of pentoxifylline in experimental sepsis are lost once septic shock is established. Arch Surg 129: 1144–1152
154. Rossaint R, Falke KJ, López F, Slama K, Pison U, Zapol WM (1993) Inhaled nitric oxide for the adult respiratory distress syndrome. N Engl J Med 328: 399–405
155. Rossaint R, Lewandowski K, Pappert D, Slama K, Falke K (1994) Die Therapie des ARDS. Teli 1: Aktuelle Behandlungsstrategien einschließlich des extrakorporalen Gasaustauschs. Anaesthesist 43: 298–308
156. Rossaint R, Pappert D, Gerlach H, Falke K (1994) Die Therapie des ARDS. Teil 2: Neue Behandlungsmethoden – erste klinische Erfahrungen. Anaesthesist 43: 364–375
157. Ronco C, Tetta C, Lupi A, Galloni E, Bettini MC, Sereni L, Mariano F, DeMartino A, Montrucchio G, Camussi G, La Greca G (1995) Removal of platelet-activating factor in experimental continuous arteriovenous hemofiltration. Crit Care Med 23: 99–107
158. Rothwell PM, Udwadia ZF, Lawler PG (1991) Cortisol response to corticotropin and survival in septic shock. Lancet 337: 582–583
159. Royall JA, Berkow RL, Beckman JS, Cunningham MK, Matalon S, Freeman BA (1989) Tumor necrosis factor and interleukin 1 increase vascular endothelial permeability. Am J Physiol 257: L399–L410
160. Ruokonen E, Takala J, Kari A, Alhava E (1991) Septic shock and multiple organ failure, Crit Care Med 19: 1146–1151
161. Sánchez-Cantú L, Rode HN, Yun TJ, Christou NV (1991) Tumor necrosis factor alone does not explain the lethal effect of lipopolysaccharide. Arch Surg 126: 231–235
162. Saß W, Bergholz M, Seifert J, Hamelmann H (1984) Splenektomie bei Erwachsenen und das OPSI-Syndrom. Dtsch Med Wochenschr 109: 1249–1254
163. Sawyer RG, Adams RB, May AK, Rosenlof LK, Pruett TL, Wilmore DW, Dellinger EP, Vangoor H (1993) Antitumor necrosis factor antibody reduces mortality in the presence of antibiotic-induced tumor necrosis factor release. Arch Surg 128: 73–78

164. Schedel I, Dreikhausen U, Nentwig B, Höckenschnieder M, Rauthmann D, Balikcioglu S, Coldewey R, Deicher H (1991) Treatment of Gram-negative septic shock with an immunoglobulin preparation: A prospective, randomized clinical trial. Crit Care Med 19: 1104–1113
165. Schilling J, Cakmakci M, Bättig U, Geroulanos S (1993) A new approach in the treatment of hypotension in human septic shock by NG-monomethyl-L-arginine, an inhibitor of the nitric oxide synthetase. Intensive Care Med 19: 227–231
166. Schneider AJ, Voerman HJ (1991) Abrupt hemodynamic improvement in late septic shock with physiological doses of glucocorticoids [letter]. Intensive Care Med 17: 436–437
167. Schumann RR, Leong SR, Flaggs GW, Gray PW, Wright SD, Mathison JC, Tobias PS, Ulevitch RJ (1990) Structure and function of lipopolysaccharide binding protein. Science 249: 1429–1431
168. Schuster DP (1995) Fluid management in ARDS: „keep them dry" or does it matter? Intensive Care Med 21: 101–103 (Editorial)
169. Schützer KM, Larsson A, Risberg B, Falk A (1993) Lung protein leakage in feline septic shock. Am Rev Respir Dis 147: 1380–1385
170. Seitz R, Wolf M, Egbring R, Havemann K (1989) The disturbance of hemostasis in septic shock: role of neutrophil elastase and thrombin, effects of antithrombin III and plasma substitution. Eur J Haematol 43: 22–28
171. Semrad SD, Rose ML, Adams JL (1993) Effect of tirilazad mesylate (U74006F) on eicosanoid and tumor necrosis factor generation in healthy and endotoxemic neonatal calves. Circ Shock 40: 235–242
172. Shenkar R, Abraham E (1995) Effects of treatment with the 21-aminosteroid, U74389F, on pulmonary cytokine expression following hemorrhage and resuscitation. Crit Care Med 23: 132–139
173. Sheth SB, Carvalho AC (1991) Protein S and C alterations in acutely ill patients. Am J Hematol 36: 14–19
174. Shoemaker WC, Appel PL, Kram HB, Waxman K, Lee TS (1988) Prospective trial of supranormal values of survivors as therapeutic goals in high-risk surgical patients. Chest 94: 1176–1186
175. Shoemaker WC, Appel PL, Kram HB (1992) Role of oxygen debt in the development of organ failure sepsis, and death in high-risk surgical patients. Chest 102: 208–215
176. Sibbald WJ, Vincent JL (1995) Roundtable conference on clinical trials for the treatment of sepsis. Brussels, March 12–14, 1994. Chest 107: 522–527
177. Siler TM, Swierkosz JE, Hyers TM, Fowler AA, Webster RO (1989) Immunoreactive interleukin-1 in bronchoalveolar lavage fluid of high-risk patients and patients with the adult respiratory distress syndrome. Exp Lung Res 15: 881–894
178. Sitrin RG, Brubaker PG, Fantone JC (1987) Tissue fibrin deposition during acute lung injury in rabbits and its relationship to local expression of procoagulant and fibrinolytic activities. Am Rev Respir Dis 135: 930–936
179. Smith EF, Kinter LB, Jugus M, Zeid R (1988) Effect of the thrombolytic agent, streptokinase, on the responses to endotoxemia in conscious rats. Circ Shock 25: 85–94
180. Snyder F (1990) Platelet-activating factor and related acetylated lipids as potent biologically active cellular mediators. Am J Physiol 259: C697–C708
181. Spies CD, Reinhart K, Witt I, Meier-Hellmann A, Hannemann L, Bredle DL, Schaffartzik W (1994) Influence of N-acetylcysteine on indirect indicators of tissue oxygenation in septic shock patients: Results from a prospective, randomized, double-blind study. Crit Care Med 22: 1738–1746
182. Springer TA (1990) Adhesion receptors of the immune system. Nature 346: 425–434
183. Stein B, Pfenninger E, Grünert A, Schmitz JE, Hudde M (1990) Influence of continuous haemofiltration on haemodynamics and central blood volume in experimental endotoxic shock. Intensive Care Med 16: 494–499
184. Stephens KE, Ishizaka A, Larrick JW, Raffin TA (1988) Tumor necrosis factor causes increased pulmonary permeability and edema. Comparison to septic acute lung injury. Am Rev Respir Dis 137: 1364–1370
185. Stevens LE (1983) Gauging the severity of surgical sepsis. Arch Surg 118: 1190–1192
186. Stewart TE, Valenza F, Ribeiro SP, Wener AD, Volgyesi G, Mullen JBM, Slutsky AS (1995) Increased nitric oxide in exhaled gas as an early marker of lung inflammation in a model of sepsis. Am J Respir Crit Care Med 151: 713–718
187. Stoutenbeek CP, Saene HKF van, Miranda DR, Zandstra DF (1984) The effect of selective decontamination of the digestive tract on colonization and infection rate in multiple trauma patients. Intensive Care Med 10: 185–192

188. Suffredini AF, Harpel PC, Parillo JE (1989) Promotion and subsequent inhibition of plasminogen activaton after administration of intravenous endotoxin to normal subjects. N Engl J Med 320: 1165–1172
189. Suter PM, Suter S, Girardin E, Roux-Lombard P, Grau GE, Dayer JM (1992) High bronchoalveolar levels of tumor necrosis factor and its inhibitors, interleukin-1, interferon, and elastase, in patients with adult respiratory distress syndrome after trauma, shock, or sepsis. Am Rev Respir Dis 145: 1016–1022
190. Takenaka I, Ogata M, Koga K, Matsumoto T, Shigematsu A (1994) Ketamine suppresses endotoxin-induced tumor necrosis factor alpha production in mice. Anesthesiology 80: 402–408
191. Taylor FB, Chang A, Esmon CT, D'Angelo A, Vigano-D'Angelo S, Blick KE (1987) Protein C prevents the coagulopathic and lethal effects of Escherichia coli infusion in the baboon. J Clin Invest 79: 918–925
192. Taylor FB, Chang A, Ruf W, Morrissey JH, Hinshaw L, Catlett R, Blick K, Edgington TS (1991) Lethal E. coli septic shock is prevented by blocking tissue factor with monoclonal antibody. Circ Shock 33: 127–134
193. The Veterans Administration Systemic Sepsis Cooperative Study Group (1987) Effect of high-dose glucocorticoid therapy on mortality in patients with clinical signs of systemic sepsis. N Engl J Med 317: 659–665
194. Thiel M, Bardenheuer HJ (1994) Medikamentöse Therapie der Sepsis. Eine Indikation für Pentoxifyllin? Anaesthesist 43: 249–256
195. Tonnesen E, Hansen MB, Höhndorf K, Diamant M, Bendtzen K, Wanscher M, Toft P (1993) Cytokines in plasma and ultrafiltrate during continuous arteriovenous haemofiltration. Anaesth Intens Care 21: 752–758
196. Tracey KJ (1991) Tumor necrosis factor (cachectin) in the biology of septic shock syndrome. Circ Shock 35: 123–128
197. Tremel H, Kienle B, Weilemann LS, Stehle P, Fürst P (1994) Glutamine dipeptide-supplemented parenteral nutrition maintains intestinal function in the critically ill. Gastroenterology 107: 1595–1601
198. Tuchschmidt J, Fried J, Astiz M, Rackow E (1992) Elevation of cardiac output and oxygen delivery improves outcome in septic shock. Chest 102: 216–220
199. van der Poll T, Buller HR, ten Cate H, Wortel CH, Bauer KA, van Deventer SJ, Hack CE, Sauerwein HP, Rosenberg RD, ten Cate JW (1990) Activation of coagulation after administration of tumor necrosis factor to normal subjects. N Engl J Med 322: 1622–1627
200. van der Poll T, Levi M, Buller HR, van Deventer SJ, de Boer JP, Hack CE, ten Cate JW (1991) Fibrinolytic response to tumor necrosis factor in healthy subjects. J Exp Med 174: 729–732
201. van Deventer SJH, Buller HR, ten Cate JW, Aarden LA, Hack CE, Sturk A (1990) Experimental endotoxemia in humans: analysis of cytokine release and coagulation, fibrinolytic, and complement pathways. Blood 76: 2520–2526
202. Vinazzer HA (1995) Antithrombin III in shock and disseminated intravascular coagulation. Clin Appl Thrombosis/Hemostasis 1: 62–65
203. Vincent JL, Bihari D (1992) Sepsis, severe sepsis or sepsis syndrome: need for clarification [editorial]. Intensive Care Med 18: 255–257
204. Vincent JL, Roman A, Backer D de, Kahn RJ (1990) Oxygen uptake/supply dependency. Effects of short-term dobutamine infusion. Am Rev Respir Dis 142: 2–7
205. Vincent JL, Bakker J, Marécaux G, Schandene L, Kahn RJ, Dupont E (1992) Administration of anti-TNF antibody improves left ventricular function in septic shock patients. Results of a pilot study. Chest 101: 810–815
206. Voerman HJ, Stehouwer CDA, Kamp GJ van, Schindel SRJM van, Groeneveld ABJ, Thijs LG (1992) Plasma endothelin levels are increased during septic shock. Crit Care Med 20: 1097–1101
207. Voss R, Matthias FR, Borkowski G, Reitz D (1990) Activation and inhibition of fibrinolysis in septic patients in an internal intensive care unit. Br J Haematol 75: 99–105
208. Walmrath D, Schneider T, Pilch J, Grimminger F, Seeger W (1993) Aerosolised prostacyclin in adult respiratory distress syndrome. Lancet 342: 961–962
209. Wegener T, Wallin R, Saldeen T (1986) Effect of N-acetylcysteine on fibrin deposition in the rat lung due to intravascular coagulation. Ups J Med Sci 91: 45–52
210. Weiss SJ (1989) Tissue destruction by neutrophils. N Engl J Med 300: 365–376
211. Werdan K, Boekstegers P, Müller U, Pfeifer A, Pilz G, Reithmann C, Hallström S, Koidl B, Schuster HP, Schlag G (1991) Akute septische Kardiomyopathie: Bestandteil des Multiorganversagens in der Sepsis? Med Klin 86: 526–534

212. Wright SD, Ramos RA, Tobias PS, Ulevitch RJ, Mathison JC (1990) CD14, a receptor for complexes of lipopolysaccharide (LPS) and LPS binding protein. Science 249: 1431–1433
213. Zabel P, Wolter DT, Schönharting MM, Schade UF (1989) Oxpentifylline in endotoxaemia. Lancet 334: 1474–1477
214. Ziegler EJ, Fisher CJ, Sprung CL, Straube RC, Sadoff JC, Foulke GE, Wortel CH, Fink MP, Dellinger RP et al (1991) Treatment of Gram-negative bacteremia and septic shock with HA-1A human monoclonal antibody against endotoxin. A Randomized, double-blind, placebo-controlled trial. N Engl J Med 324: 429–436
215. Ziegler TR, Young LS, Benfell K, Scheltinga M, Hortos K, Bye R, Morrow FD, Jacobs DO, Smith RJ, Antin JH et al (1992) Clinical and metabolic efficacy of glutamine-supplemented parenteral nutrition after bone marrow transplantation. A randomized, double-blind, controlled study. Ann Intern Med 116: 821–828

KAPITEL 2

Verbrauchskoagulopathie – Prinzipien der Therapie

R. Scherer

Zusammenfassung

In einem mehrphasigen Verlauf führt die pathologisch gesteigerte Aktivierung des plasmatischen Gerinnungssystems zu einem zunehmenden Verbrauch an Plasmafaktoren, Inhibitoren und Thrombozyten. Gesteigerte Prokoagulatorenaktivität und Thrombozytenaktivierung führen zum Unterschreiten des Prokoagulatorenpotentials mit zunehmender Blutungsneigung. Disseminierte Fibrinablagerungen in der Mikrozirkulation von Lunge, Leber, Herz und Nieren, die reaktive Hyperfibrinolyse und anhaltende Blutungen können schließlich zum systemischen Zusammenbruch der Hämostase führen und eine irreversible Hypokoagulabilität bedeuten.

Das therapeutische Konzept muß dem phasenhaften Verlauf der Verbrauchskoagulopathie Rechnung tragen und zielt auf die Wiederherstellung des dynamischen Gleichgewichts von Aktivatoren und Inhibitoren. Insbesondere bei Trauma, Schock und Sepsis führt die pathologische Gerinnungsaktivierung nach initialer Hyperkoagulabilität schließlich zu einem progressiven Abfall der globalen prokoagulatorischen und inhibitorischen Gerinnungsparameter. Spätestens zu diesem Zeitpunkt werden AT-III-Konzentrate unter Berücksichtigung des Körpergewichtes des Patienten eingesetzt, um die AT-III-Aktivität bei Werten über 80 % aufrechtzuerhalten und damit eine Senkung des Prokoagulatorenumsatzes zu bewirken. In dieser hypokoagulablen Phase sollte eine zusätzliche Dilution des Gerinnungspotentials vermieden werden, weshalb Erythrozytenkonzentrate dann mit gerinnungsaktivem Frischplasma (FFP) kombiniert werden und die ATIII-Zufuhr weiterhin Plasmaaktivitäten von mindestens 80 % sicherstellen muß. Prokoagulatorenkonzentrate wie PPSB sind erst dann indiziert, wenn eine rasche Substitution von Faktoren nach dem Anheben des Inhibitorpotentials bei einem Patienten mit generalisierter Blutungsneigung nicht durch die Gabe von FFP allein erreicht werden kann.

Die Pathophysiologie der disseminierten intravasalen Fibrinbildung als Grundlage für 3 therapeutische Prinzipien

Das Multiorganversagen („multi organ failure", MOF) stellt das klinisch häufig beobachtete präfinale Bild bei intensivmedizinischen Patienten dar, bei denen eine schwere primäre Grunderkrankung oder Verletzung zur sog. systemischen inflammatorischen Antwort („systemic inflammatory response", SIRS) führt. Insbesondere *ausgedehnte Traumata, protrahierte Schockzustände* und *septische*

Krankheitsbilder disponieren zur generalisierten – also nicht mehr an ein lokales Erfordernis gebundenen – Aktivierung unterschiedlicher Kaskadensysteme (wie Complementsystem, Gerinnungssystem, Fibrinolyse) [5, 25, 27]. Außerdem bewirken Trauma, Schock und Sepsis die Aktivierung von Leukozyten, die dann analog zur Antigen-Antikörper-vermittelten Immunreaktion oder analog zur Entzündungsreaktion durch die Freisetzung von Mediatoren („Lymphokine") zur prokoagulatorischen Transformation von z. B. Endothelzellen und Monozyten durch Expression des Tissue factors (TF) oder Mac-1-Rezeptors oder Suppression des Thrombomodulins führen [1]. Da bei diesen Krankheitsbildern der *prokoagulatorische Stimulus persistiert*, resultiert im Gerinnungssystem eine *pathologische Aktivitäts-*, d. h. *Umsatzsteigerung*, die zur *Thrombinämie* und damit *disseminierten Fibrinbildung* („disseminated intravascular coagulation", DIC) führt. Diese Fibrinablagerungen finden sich in der Mikrozirkulation von Lunge, Leber, Niere und vermutlich auch Gehirn [14] und tragen so zur Gewebsischämie und -hypoxie bei. Gelingt die Rekanalisation der Strombahn im späteren Verlauf durch eine sekundäre Hyperfibrinolyse oder durch therapeutische Maßnahmen wie z.B. Volumenersatz und arterielle Druckerhöhung, so wird das Gewebe im abhängigen Stromgebiet zwar reperfundiert, aber dabei erneut – z. B. durch die radikalbildende Aktivität der Xanthinoxidase – geschädigt („Reperfusionssyndrom" [29]).

Während dieser frühen hyperkoagulablen Phase der disseminierten intravasalen Gerinnung werden durch physiologische Gerinnungsinhibitoren Komplexe mit aktivierten Gerinnungsfaktoren gebildet, die gerinnungsphysiologisch inaktiv sind [z. B. Thrombin (IIa)-Antithrombin III (AT III), Faktor Xa-AT III], oder es werden aktive Gerinnungs(ko)faktoren gespalten (Va und VIIIa durch aktiviertes Protein C und seinen Kofaktor Protein S). Dies resultiert in einem zunehmenden Verbrauch sowohl der Gerinnungsfaktoren (Prokoagulatoren) als auch der Gerinnungsinhibitoren. Die Potentialerschöpfung auf Seiten der Inhibitoren gestattet den ungebremsten weiteren Verbrauch der Gerinnungsfaktoren, so daß bei zunächst noch gesteigertem Umsatz im Gerinnungssystem eine *konsekutive Hypokoagulabilität* entsteht, die sich schließlich klinisch als diffuse Blutung manifestiert (s. hierzu Abb. 1). Aus dieser Dynamik der Hämostasestörung bei einer pathologischen Gerinnungsstörung, die in ihrem späteren Stadium als Verbrauchskoagulopathie imponiert, ergeben sich im wesentlichen 3 therapeutische Prinzipien:

- die Therapie der auslösenden Ursache,
- die Senkung des Prokoagulatorenumsatzes,
- die Wiederauffüllung von Inhibitoren und Prokoagulatoren im Gerinnungssystem.

Stufenkonzept der Therapie – Möglichkeiten und Grenzen der Therapie der Verbrauchskoagulopathie mit Blutkomponenten

Therapie der auslösenden Ursache

In der Sepsis ist die Therapie der auslösenden Ursache der pathologischen Gerinnungsaktivierung z. B. durch die chirurgische Sanierung eines streuenden infektiösen Herdes nur selten möglich. Die Gabe von Antibiotika nach Resisto-

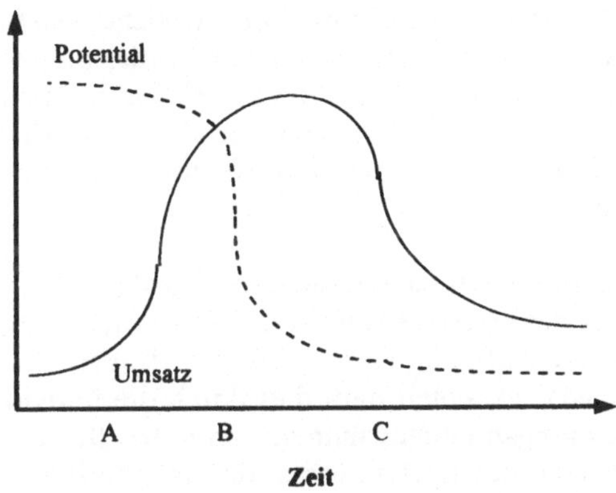

Abb. 1. Darstellung des zeitlichen Ablaufs einer pathologischen Gerinnungsaktivierung bis zur Verbrauchskoagulopathie. *Durchgezogene Linie:* Gerinnungsfaktorenumsatz, *gestrichelte Linie:* Gerinnungsfaktoren/Inhibitoren-Potential, *A* Beginn der Gerinnungsaktivierung. Hyperkoagulabilität. *B* Beginn der Potentialminderung und damit der hypokoagulablen Phase, *C* Potentialerschöpfung, „Ausbrennen" der Verbrauchskoagulopathie

gramm stellt dann die einer kausalen Therapie am nächsten kommende Maßnahme dar. Allerdings besteht im SIRS die typische hämodynamische Konstellation mit erniedrigtem peripheren Gefäßwiderstand, gesteigerter kapillarer Permeabilität und einer zuerst hyperdynamen, später hypodynamen Herzfunktion, wie sie auch beim Schock aus anderer Ursache gefunden werden kann. Deshalb münden auch die hämodynamischen Veränderungen von Trauma, Schock und Sepsis in die gemeinsame Endstrecke von intravasaler Hypovolämie und niedrigem mittleren arteriellen Druck, so daß der Blutfluß in der Mikrozirkulation – zusätzlich zur Verlegung der Strombahn durch Fibrin – reduziert ist und damit zum prokoagulatorischen Faktor wird.

Nach Polytrauma und/oder hypovolämisch-hämorrhagischem Schock können die gleichen pathophysiologischen Veränderungen anzutreffen sein, die zum Absinken des Sauerstoffangebotes (DO_2) an die Gewebe führen. Dagegen ist im SIRS regelhaft auch eine pathologische Steigerung der Sauerstoffaufnahme, also des Sauerstoffbedarfs (VO_2), zu beobachten, was die Ausbildung der Gewebehypoxie und einer metabolischen Azidose begünstigt. Hypovolämie, Zentralisation, Hypotonie und lokale Hypoxie werden somit zu eigenständigen Triggern des gesteigerten Umsatzes im Gerinnungssystem. Eine adäquate Therapie umfaßt deshalb die

Ausreichende Volumenzufuhr. Bei schweren Krankheitsbildern anhand von invasiv gemessenem arteriellen Druck, ZVD-Verlauf, pulmonalarteriellem Mitteldruck und pulmonalarteriellem Verschlußdruck, pulmonalarterieller Sauerstoffsättigung und Herzzeitvolumenmessung mittels kristallinen und kolloidalen Infusionslösungen oder Humanalbumin 20 % bei Hypalbuminämie und erheblichem Bilanzplus. Die Verwendung kristalliner und kolloidaler Infusionslösungen im größeren Umfang birgt die Gefahr einer Dilutionskoagulopathie. Insbesondere bei den kolloidalen Volumenersatzlösungen (z. B. Haes 10 %) ist die Beachtung der Höchstdosen (1500 ml) wegen der Interferenz mit der Thrombozytenaggregation und der Kreuzprobe zu beachten.

Zufuhr von Katecholaminen. Katecholamine dienen dem Erhalt einer ausreichenden DO_2 durch Stimulation der kardialen β_1-Rezeptoren zur Sicherung eines „cardiac index" > 2,5 l min^{-1} m^{-2}. Üblicherweise wird zunächst Dopamin (bis 10 µg kg^{-1} min^{-1}), später Adrenalin (initial 0,1 µg kg^{-1} min^{-1}) eingesetzt. Bei ausreichendem arteriellen Mitteldruck (mindestens 50–60 mm Hg) werden außerdem Inodilatoren mit leichter peripherer β-Wirkung und damit vasodilatierendem Effekt zur Perfusionsverbesserung eingesetzt (z. B. Dobutamin initial 3–4 µg kg^{-1} min^{-1}).

Sicherung des arteriellen Sauerstoffgehaltes. Bei kritisch kranken Patienten sollten der arterielle Sauerstoffpartialdruck (pO_2) mehr als 100 mm Hg und die Sauerstoffsättigung mehr als 95 % betragen. Bei den in der Regel kontrolliert beatmeten Patienten muß dies durch die individuell optimierte Einstellung des Beatmungsminutenvolumens und der Beatmungsfrequenz, des Inspirations- zu Exspirationsverhältnisses, des Inspirationsflows, der Begrenzung des Arbeitsdrucks und schließlich der inspiratorischen Sauerstoffkonzentration (F_iO_2) erreicht werden.

Senkung des Prokoagulatorenumsatzes durch Substitution des Inhibitorenpotentials

Der nächste Schritt besteht in der Inhibierung der pathologischen Gerinnungsaktivierung, also des gesteigerten Umsatzes der prokoagulatorischen Gerinnungsfaktoren.

Heparin

Eine niedrig dosierte Heparintherapie mit 100–150 E pro kg und 24 h i. v. (dies entspricht etwa der Low-dose-Prophylaxe) wird bei praktisch allen intensivmedizinischen Patienten durchgeführt und kann die Wirkung des AT III beschleunigen [8, 17]. Die Heparingabe erfordert grundsätzlich einen normalen AT-III-Spiegel von mindestens 70 %. Wird bei erniedrigten AT-III-Spiegeln das inhibitorische Potential des noch vorhandenen AT III durch eine Steigerung der Heparindosis akzeleriert und damit aufgebraucht, so kann es im Verlauf der Verbrauchsreaktion zu einer Heparinämie ohne stärkere Gerinnungshemmung kommen. In diesen Fällen ist die Höhe der erforderlichen AT-III-Substitution zur Erzielung einer erneuten Gerinnungshemmung durch den Heparin-AT-III-Komplex nur schwer kalkulierbar und kann deshalb zu schwerwiegenden Blutungskomplikationen führen. Von einer höherdosierten Heparingabe bei der pathologischen Gerinnungsaktivierung mit DIC ist deshalb abzuraten.

Substitution von Antithrombin III

AT III ist der wichtigste physiologische Inhibitor des Gerinnungssystems. Bei der tierexperimentellen, meist endotoxininduzierten Verbrauchskoagulopathie kann das Überleben durch die hochdosierte Gabe von AT III bei allen Tierspezies verbessert werden [6, 12, 18, 26, 28]. Bei Patienten mit Lebererkrankungen konnte der gesteigerte Umsatz von radioaktiv markiertem Fibrinogen durch AT-III-Substitution normalisiert werden [23]. Bei septischen Patienten und solchen im prolongierten Schock mit Verbrauchskoagulopathie konnte die Menge des generierten Thrombins durch AT-III-Substitution reduziert werden [4, 24]. Es besteht daher Grund für die Annahme, daß eine AT-III-Substitution den Aktivierungsgrad der Prokoagulatoren senken und damit die Thrombinbildung und intravasale Fibrinablagerung reduzieren kann. Keine Studie konnte bisher den Beweis erbringen, daß die Substitution von AT III die Überlebensrate der Patienten mit DIC statistisch signifikant zu steigern in der Lage ist. Die durchgeführten Studien hierzu [2, 4, 7] legen diese Vermutung allerdings nahe. Demnach stellt die Substitution von AT III auf Plasmaaktivitäten > 80 % z. Z. in der DIC und in der Sepsis mit DIC die am besten zu begründende Maßnahme unter den vielen supportiven Therapien zur günstigen Beeinflussung des Multiorganversagens dar [10].

In der klinischen Praxis reicht die Feststellung einer auf Werte unter 70 % erniedrigten AT-III-Aktivität allein nicht als Substitutionsindikation aus, da dies bei z. B. postoperativen Patienten zusammen mit einer Abnahme des prokoagulatorischen Potentials in den ersten postoperativen Tagen als normal anzusehen ist. Zumindest die

- Feststellung einer schweren Grunderkrankung, die mit einer pathologischen Gerinnungsaktivierung einhergeht (z. B. Sepsis, Peritonitis, Polytrauma, protrahierter Schock), ist erforderlich. Da ebenfalls festzustehen scheint, daß im manifesten Multiorganversagen die ATIII-Substitution zu spät kommt, muß spätestens
- der progressive, verbrauchsbedingte Abfall der globalen Parameter der Prokoagulatoren (Quickwert, PTT, TZ, Fibrinogen, Thrombozytenzahl) und der Inhibitoren (AT III) Anlaß für eine AT-III-Substitution sein. Diese AT-III-Substitution muß dann rasch und ausreichend dosiert erfolgen. Eine initiale Aktivitätssteigerung auf 80–100 % wird mittels der klinischen Faustregel, daß 1 E pro kg KG die Aktivität im Plasma um etwa 1 % steigern werden [15], durchgeführt. Die hierfür erforderliche Dosis muß dann halbiert etwa 6stündlich repetiert werden. Eine engmaschige Kontrolle der AT-III-Aktivität ist zur Sicherung des Therapieerfolgs notwendig, da die In-vivo-Recovery der Konzentrate in Abhängigkeit vom Krankheitsbild schwanken kann [21]. Der Plasma AT-III-Spiegel sollte kontinuierlich bei 80–100 % gehalten werden und deutlich über dem – wegen seiner prozentualen Angabe gut vergleichbaren – Quickwert liegen (Abb. 2).

Gerinnungsaktives Frischplasma

Wenn gleichzeitig bereits eine Blutungsneigung eine kontinuierliche Transfusionstherapie mit Erythrozytenkonzentraten (EK) erfordert, sollte zusätzlich Fresh Frozen Plasma, FFP eingesetzt werden. FFP wird allerdings häufig als bloßes Volumenersatzmittel auf Intensivstationen und in Operationssälen mißbraucht [11]. Erwogen werden sollte die 1:1 Transfusion von EK und FFP jedoch, wenn

- größere Operationen bei Patienten mit *schwerer vorbestehender plasmatischer Gerinnungsstörung* (z. B. Leberzirrhose) durchgeführt werden [20],
- die Patienten eine *diffuse Blutungsneigung* zeigen,
- eine *chirurgische Blutung nicht in absehbarer Zeit beherrscht* werden kann [22].

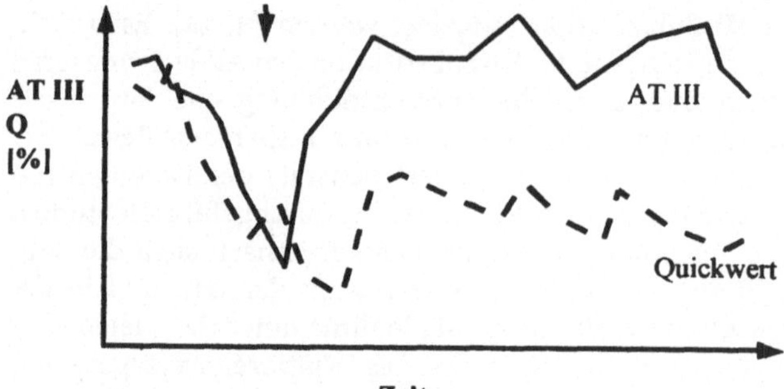

Abb. 2. Prinzip der AT-III-Substitution. Der progressive Abfall der Prokoagulatoren (Quick) und Inhibitoren (AT III) stellt die Substitutionsindikation für das AT III dar (*Pfeil*). Erst später kann eine Substitution der Prokoagulatoren stattfinden

Hierbei ist zu diskutieren, ob nicht in Zukunft neben der Einhaltung der Quarantänevorschriften grundsätzlich virusinaktivierte Präparationen des FFP einzusetzen sind. Ein Monitoring des ionisierten Kalziums im Plasma ist in diesen Fällen unbedingt erforderlich, um eine Kalziumdepletion durch Chelatbildung durch das in den Konserven im Überschuß enthaltene Citrat zu vermeiden.

Substitution des Prokoagulatorenpotentials

Prokoagulatorkonzentrate (Faktorenkonzentrate) sollten im dritten Therapieschritt nur nach ausreichendem Wiederauffüllen des Inhibitorpotentials appliziert werden. Die Gabe von Faktorenkonzentraten ist indiziert, wenn eine wesentliche Verbesserung der PTZ und der aPTT durch das gerinnungsaktive Frischplasma allein nicht erreicht werden kann und eine klinisch diffuse Blutung besteht. Dies kann dann der Fall sein, wenn z. B. zum Anheben des Quickwertes auf mindestens 30–40 % ca. 3000 E benötigt werden (also bei einem Quickwert von 5 % bei einem 70 kg schweren Patienten), was eine Zufuhr von 3000 ml FFP (1 ml entspricht 1 E von jedem Faktor und Inhibitor) erfordern würde. Ohne bestehende diffuse Blutung kann die Gabe von Prokoagulatorkonzentraten nur dann indiziert sein, wenn bevorstehende invasive Eingriffe (zentraler Venenkatheter, Revisionsoperation o. ä.) ein höheres Prokoagulatorenpotential erforderlich machen.

PPSB

Das Prothrombinkomplexkonzentrat PPSB enthält den Faktor II (Prothrombin), Faktor VII (Prokonvertin), Faktor X (Stuart Prower Faktor) sowie den Faktor IX (Antihämophiles Globulin B). Es wird außer bei einer Überdosierung von Vitamin K-Antagonisten besonders bei hepatogenen Hämostasestörungen eingesetzt und dann für die schnelle Wiederauffüllung der Prokoagulatoren im Gerinnungssystem genutzt. Die erforderliche Menge kann wie beim AT III aus dem aktuellen sowie angestrebten Quickwert und dem Körpergewicht des Patienten errechnet werden. Prothrombinkomplexkonzentrate enthalten außerdem Protein C und S [26], so daß simultan auch die Inhibitorseite substituiert wird. Insbesondere das

Protein-C/S-System ist in seiner Funktion in der experimentellen Endotoxinämie gestört, da eine Suppression des Thrombomodulins auf der Endothelzelloberfläche nicht nur durch das Endotoxin [16], sondern auch durch TNF [3] bewirkt werden kann. Da der Faktor V a für die Aktivität des X a + V a, Ca^{2+} und Phospholipidkomplexes eine wesentliche Rolle spielt, kommt dem Protein C durch seine Anti-V a- und Anti-VIII a-Wirkung eine wesentliche Rolle bei der Inhibition der Prothrombinaktivierung zu [13]. Für andere Faktorenkonzentrate mit theoretisch vorstellbarem Nutzen in dieser Therapiephase, z. B. Fibrinogen- oder Faktor-XIII-Konzentrate, ist eine Indikation in der DIC nicht gesichert. Die letztgenannten Faktorenkonzentrate greifen in die Prokoagulatorenendstrecke ein, in der nur noch eine begrenzte physiologische Inhibierung möglich ist, so daß bei bestehender pathologischer Gerinnungsaktivierung eine Zunahme der intravasalen Fibrinbildung zu befürchten ist. Generelle Regel für die Therapie mit den prokoagulatorischen Faktorenkonzentraten sollte sein, daß sie ohne den nachgewiesenen Mangel des betreffenden Faktors, ohne klinisch bestehende diffuse Blutung und ohne vorherige Umsatzkorrektur durch Antithrombin III nicht eingesetzt werden dürfen.

Thrombozytenpräparate

Da Thrombozytenfunktionstests in der klinischen Routine nicht immer zur Verfügung stehen und die Blutungszeit beim intensivmedizinischen, kreislaufinstabilen Patienten keine verläßliche Aussage ermöglicht [9], sollte die Transfusion von Thrombozytenpräparaten von der Thrombozytenzahl und der klinischen Blutungsneigung abhängig gemacht werden. Werte unter 50 000 Thrombozyten pro µl stellen bei bestehender Blutung in der Regel eine Indikation zur Substitution mit Thrombozyten dar.

Beim Einsatz von Aprotinin bei anhaltender Blutung nach Durchlaufen der vorgenannten Therapieschritte ist große Zurückhaltung angebracht. Handelt es sich um eine in der DIC typische reaktive Hyperfibrinolyse, so können antifibrinolytisch wirksame Medikamente die intravasale Fibrinablagerung durch Hemmung der Plasminwirkung fördern. Deshalb liegt der Indikationsbereich für Antifibrinolytika insbesondere bei der primären Hyperfibrinolyse (z. B. in der Geburtshilfe). Wird die Ursache einer weiterbestehenden diffusen Blutung in einer systemisch überschießenden reaktiven Hyperfibrinolyse gesehen, kann ein Therapieversuch mit Aprotinin unternommen werden. Im Gegensatz zur ε-Aminocapronsäure ist für das Aprotinin eine Verstärkung der disseminierten Fibrinbildung in dieser Situation noch nicht nachgewiesen.

Literatur

1. Altieri DC, Morrissey JH, Edgington TS (1988) Adhesive receptor Mac-1 coordinates the activation of factor X on stimulated cells of monocytic and myeloid differentiation : an alternative initiation of the coagulation protease cascade. Proc Natl Acad Sci USA 85: 7462–7466
2. Bardenheuer M, Obertacke U, Kleinschmidt C, Scherer R, Eisold C, Jochum M, Schmit-Neuerburg KP (1994) Prophylactic continuous application of antithrombin III (140 % serum

activity for 4 days after trauma) for reduction of shock related complications and pulmonary microvascular permeability – a prospective clinical study. Am J Resp Crit Care Med 149: A368
3. Bevilacqua MP, Pober JS, Majeau GR, Fiers W, Cotran RS, Gimbrone MA (1986) Recombinant tumor necrosis factor induces procoagulant activity in cultured human vascular endothelium: characterization and comparison with the actions of interleukin 1. Proc Natl Acad Sci USA 83: 4533–4537
4. Blauhut B, Kramar H, Vinazzer H, Bergmann H (1985) Substitution of antithrombin III in shock and DIC: a randomised study. Thromb Res 39: 81–89
5. Bone RC (1992) Modulators of coagulation. A critical appraisal of their role in sepsis. Arch Intern Med 152: 1381–1389
6. Dickneite G, Pâques EP (1993) Reduction of mortality with antithrombin III in septicemic rats: a study of Klebsielle pneumoniae induced sepsis. Thromb Haemostas 69: 98–102
7. Fourrier F, Chopin C, Huart JJ, Runge I, Caron C, Goudemand J (1993) Double blind, placebo controlled trial of antithrombin III concentrates in septic shock with disseminated intravascular coagulation. Chest 104: 882–888
8. Himmelreich G, Riess H (1993) Pathophysiologie und Therapie der Verbrauchskoagulopathie. Klin Lab 39: 25-30
9. Hougie C (1991) Bleeding time. In: Williams WJ, Beutler E, Erslev AJ, Lichtman MA (eds) Hematology. McGraw Hill, New York, pp 1775–1776
10. Kienast J, Ostermann H, Mesters R (1994) Gerinnungsinhibitoren bei Sepsis und disseminierter intravasaler Gerinnung. In: Martin E, Nawroth P (Hrsg) Fachübergreifende Aspekte der Hämostaseologie. Springer, Berlin Heidelberg New York Tokyo, S 19–36
11. Kretschmer V (1990) Perioperative Gerinnungstherapie und -diagnostik. Infusionstherapie 17 [Suppl]: 9–19
12. Mammen EF, Miyakawa T, Phillips TF, Assarian GS, Brown JM, Murano G (1985) Human antithrombin concentrates and experimental disseminated intravascular coagulation. Semin Thromb Hemost 11: 373–383
13. Mann KG (1984) Membrane-bound enzyme complexes in blood coagulation. In: Spaet TH (ed) Progress in hemostasis and thrombosis. Grune & Stratton, New York, pp 1–23
14. McKay DG, Margaretten W, Csavossy I (1966) An electron microscope study of the effects of bacterial endotoxin on the blood vascular system. J Lab Invest 15: 1815–1829
15. Menitove JE (1991) Preparation and clinical use of plasma and plasma fractions. In: Williams WJ, Beutler E, Erslev AJ, Lichtman MA (eds) Hematology. McGraw Hill, New York, pp 659–673
16. Moore KL, Andreoli SP, Esmon NL , Esmon CT, Bang NU (1987) Endotoxin enhances tissue factor and suppresses thrombomodulin expression of human vascular endothelium in vitro. J Clin Invest 79: 124–130
17. Paar D (1991) Diagnostik und Therapie von Hämostasestörungen in der Intensivmedizin. In: Luboldt W, Maurer C (Hg.) Entwicklungen in der Transfusionsmedizin. Ecomed, Landsberg am Lech, S 27–33
18. Redens TB, Leach WJ, Bogdanoff DA, Emerson TE (1988) Synergistic protection from lung damage by combining antithrombin III and alpha1-proteinase inhibitor in the E. coli endotoxemic sheep pulmonary dysfunction model. Circ Shock 26: 15–26
19. Riess H, Binsack T, Hiller E (1985) Protein C antigen in prothrombin complex concentrates: content, recovery, and half life. Blut 50: 303–306
20. Scherer R, Bredendiek M, Paar D, Luboldt W (1991) Komponententherapie und Hämostase bei orthotoper Lebertransplantation. In : Luboldt W, Maurer C (Hrg) Entwicklungen in der Transfusionsmedizin. Ecomed, Landsberg am Lech, S 27–33
21. Scherer R, Gödde S, Giebler R, Schmutzler M, Erhard J, Kox WJ (1993) Recovery of antithrombin III in patients undergoing orthotopic liver transplantation after administration of an antithrombin III concentrate. Semin Thromb Hemost 19: 309–310
22. Scherer R, Paar D, Stöcker L, Kox WJ (1994) Diagnose und Therapie pathologischer Gerinnungsaktivierungen. Anästhesist 43: 347–354
23. Schipper HG, Ten Cate JW (1982) Antithrombin III transfusion in patients with hepatic cirrhosis. Br J Haematol 52: 25–33
24. Seitz R, Wolf M, Egbring R, Havemann VK (1989) The disturbance of hemostasis in septic shock: Role of neutrophile elastase and thrombin, effects of antithrombin III and plasma substitution. Eur J Haematol 43: 22–28
25. Tanaka T, Tsujinaka T, Kambayashi J, Higashiyama M, Sakon M, Mori T (1989) Sepsis model with reproducible manifestations of multiple organ failure (MOF) and disseminated intravascular coagulation (DIC). Thromb Res 54: 53–61

26. Taylor FB, Emerson TE, Jordan R, Chang AK, Blick KE (1988) Antithrombin III prevents the lethal effects of Escherichia coli infusion in baboons. Circ Shock 26: 227–235
27. Thijs LG, Boer JP de, Groot MCM de, Hack CE (1993) Coagulation disorders in septic shock. Intensive Care Med 19: S8–S15
28. Triantaphyllopoulos DC (1984) Effects of human antithrombin III on mortality and blood coagulation induced in rabbits by endotoxin. Thromb Haemostas 51: 232–235
29. Ward PA, Mulligan MS, Warren JS (1993) Neutrophils, cytokines, oxygen radicals, and lung injury. In: Faist E, Meakins J, Schildberg FW (eds) Host defense dysfunction in trauma, shock and sepsis. Springer. Berlin Heidelberg New York Tokyo, pp 177–180

Teil II

Erworbene Hemmkörper

KAPITEL 3

Erworbene Hemmkörper gegen Faktor VIII und Faktor IX

I. Scharrer

Zusammenfassung

Patienten mit spontan erworbenen F-VIII- und -IX-Hemmkörpern haben in der Regel eine schwere diffuse Blutungsneigung. Sie treten gleich häufig bei Frauen und Männern, vorwiegend zwischen dem 20. und 30. sowie 60. und 80. Lebensjahr auf. Die Blutungsneigung manifestiert sich meist in Muskel- und Hautblutungen, intra- und postoperativen Blutungen und intraabdominellen Blutungen. Gelenkblutungen sind im Unterschied zu Patienten mit therapieinduzierten Isoantikörpern wesentlich seltener. An Grundkrankheiten wurden Autoimmunerkrankungen oder solide Tumoren beobachtet. Postpartale Hemmkörper und medikamenteninduzierte Autoantikörper sind meist passager, können aber auch schwere Blutungsneigungen hervorrufen. Bei etwa 40 % der Patienten ist eine Ursache nicht zu eruieren. Die Diagnostik beginnt mit der PTT, einen Hinweis geben pathologische Mischversuche in der PTT. Der Beweis erfolgt mit der Bethesda-Methode. Die Autoantikörper zeichnen sich im Unterschied zu den therapieinduzierten Hemmkörpern der Hämophilen durch eine komplexe Kinetik aus. Die Letalität ist sehr hoch und beträgt zwischen 20 und 30 %. Bei der Therapie steht zunächst die Blutstillung im Vordergrund. Diese kann mit Feiba, mit Hyate C und rekombinantem F VIIa erreicht werden. Therapieversuche zur Antikörperelimination bestehen in der Gabe von γ-Globulinen oder/und immunsuppressiver Therapie.

Erworbene Antikörper gegen Gerinnungsfaktoren können sowohl bei gesunden Personen als auch bei Patienten mit Grundkrankheiten auftreten. In der Regel verursachen spontan erworbene Hemmkörper gegen F VIII und IX schwere bedrohliche Blutungen. Die Autoantikörper unterscheiden sich von den therapeutisch induzierten Isoantikörpern der Hämophilen sowohl in der Kinetik als auch im klinischen Bild.

Eigene Fälle

Um die klinische Bedeutung spontan erworbener F-VIII- und -IX-Hemmkörper zu zeigen, sollen 3 Kasuistiken vorangestellt werden:

Eine 70jährige Frau fiel nach Bestrahlung eines Zervixkarzinoms durch eine massive uterine sowie eine Haut- und Oberschenkelmuskelblutung auf (Abb. 1). Der Hämoglobinwert war auf 5 g % abgefallen. In der Gerinnungsanalyse waren pathologisch: eine PTT-Verlängerung auf 72 s, ein F-VIII-Wert von 10 % und ein Hemmkörpertiter von 20 BE.

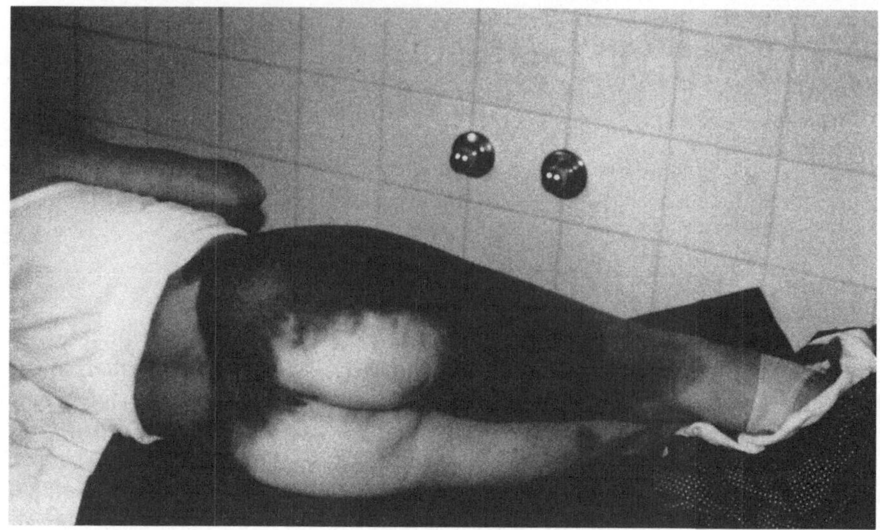

Abb. 1. Massive Haut- und Muskelblutung

Abb. 2. Gehirnblutung im CT

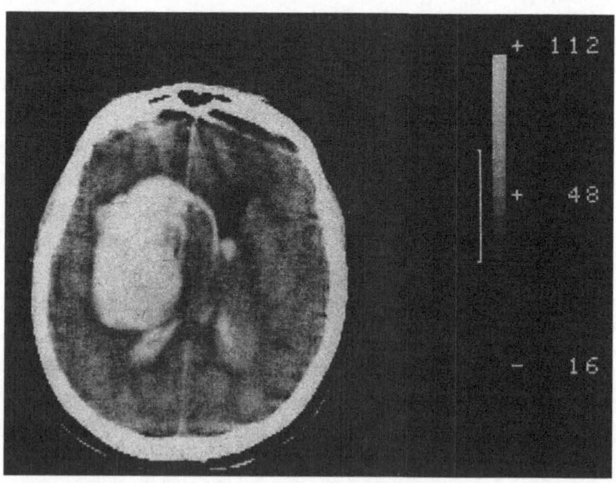

Ein völlig gesunder 59jähriger Mann klagte plötzlich über Schwindel und massive Kopfschmerzen. Innerhalb von 6 h wurde er bewußtlos. Ein hoher Blutdruck war nicht bekannt und auch bei Aufnahme nicht meßbar. Computertomographisch wurde eine Gehirnblutung nachgewiesen (Abb. 2). Der Hämoglobinwert betrug 12,5 g %. In der Gerinnungsanalyse fielen die pathologische PTT-Verlängerung auf 80 s., ein F-VIII-Wert von 8 % und ein Hemmkörpertiter von 15 BE bei sonst völlig normaler Gerinnung auf. Leider überlebte der Patient die Blutung nicht. Die Genese des Hemmkörpers blieb unklar.

Die 3. Kasuistik demonstriert den bedrohlichen Verlauf eines postpartalen Hemmkörpers bei einer 26jährigen Patientin. Unter der Geburt des ersten Kindes trat eine massive uterine Blutung auf, die auch postpartal anhielt. Der Hämoglobinwert fiel auf 4,5 g % ab. Die Patientin geriet in Schock. Um eine Blutstillung zu erreichen, wurde eine Hysterektomie durchgeführt. Da auch danach die massive Blutung anhielt, wurde die Patientin zu uns verlegt. Bei der Aufnahme betrug der Hämoglobinwert 4,5 g %, die PTT war auf 100 s verlängert, der F-VIII-Wert auf 5 % abgefallen, der Hemmkörpertiter betrug 40 BE. Bei dem Kind wurde eine Hirnblutung festgestellt. Bei der eingesandten kindlichen Probe wurde ein F-VIII-Wert von 20 % und ein Hemmkörpertiter von 10 BE nachgewiesen.

Diese klinischen Beispiele verdeutlichen 3 typische Merkmale von erworbenen Hemmkörpern:

- eine schwere diffuse Blutungsneigung,
- eine gleich häufige Verteilung bei Frauen und Männern und
- zwei Altersgipfel im Auftreten, einmal zwischen 20 und 30 sowie zwischen 60 und 80 Jahren.

Lokalisation von Blutungen und zugrundeliegende Ursachen

Gelenkblutungen treten im Unterschied zur angeborenen Hämophilie sehr selten auf. Aufgrund der massiven Blutungsneigung ist die Letalität sehr hoch, sie wird von Green u. Lechner [9] bei einer Untersuchung an 215 Patienten mit 22 % angegeben. Abbildung 3 zeigt die Verteilung der Blutungen bei unseren Patienten, die sich auch mit Angaben aus der Literatur deckt. Vorwiegend treten Muskel- und Hautblutungen, sowie intra- und postoperative Blutungen, auch intraabdominelle Blutungen auf.

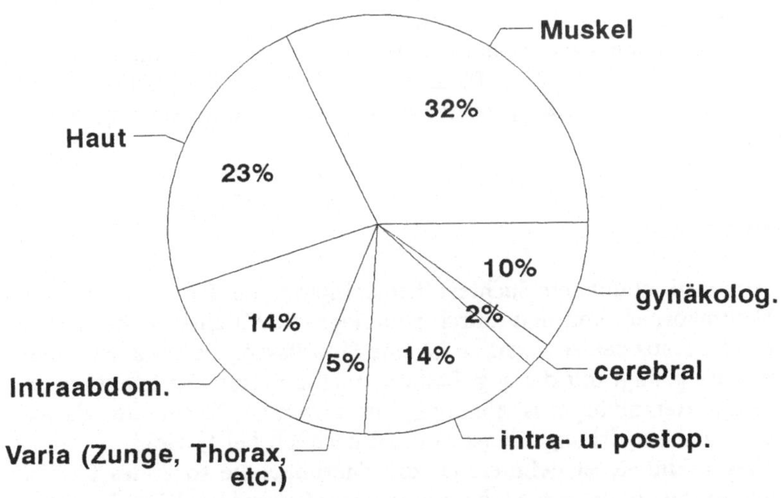

Abb. 3. Blutungsneigung bei „spontan erweiterten“ Inhibitoren

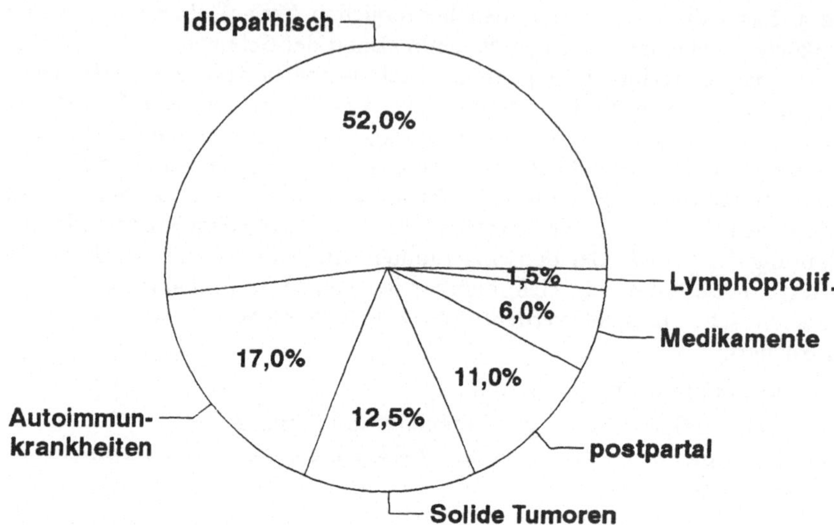

Abb. 4. Grundkrankheiten bei „spontan erweiterten" Inhibitoren

Nicht immer können Grundkrankheiten nachgewiesen werden. Wie Abbildung 4 demonstriert, treten über 50 % F-VIII-Hemmkörper idiopathisch auf. 46,1 % wurden von Green u. Lechner [9] als idiopathisch angegeben. Häufig werden Autoimmunerkrankungen oder solide Tumoren als Ursache gefunden [1, 14, 18, 24]. Postpartale Hemmkörper [2, 6, 10, 19, 20, 22, 26] werden meist bei Geburt oder später erkannt, eine Blutung vor der Geburt tritt sehr selten auf. Es ist unklar, zu welchem Zeitpunkt der postpartale Hemmkörper genau entsteht [12, 13]. Nach der Literaturrecherche von Coller et al. [4] sind Rezidive bei den nächsten Schwangerschaften nicht zu befürchten. Medikamente, die einen F-VIII-Hemmkörper induzieren können, sind: Ciprofloxacin [3], Penicillin, Ampicillin, Chloramphenicol, Nitrofuradantin, Phenytoin und andere [25]. Diese F-VIII-Hemmkörper sind meist passager, können jedoch auch schwere Blutungsneigungen hervorrufen.

Labordiagnostik

Die Diagnostik beginnt mit dem Suchtest (Screeningtest), der PTT. Einen Hinweis auf einen Hemmkörper kann man durch pathologische Mischversuche erhalten [25]. Ergibt sich daraus der Verdacht, so ist eine Einzelfaktoranalyse anzuschließen. Der Nachweis gelingt mit der sog. Bethesdamethode [15]. Die Reaktion zwischen F VIII und Hemmkörper ist abhängig sowohl von der Temperatur als auch von der Dauer der Einwirkung. Sie ist optimal nach 2 h bei 37 Grad.

Eine Bethesda-Einheit ist definiert als die Titerhöhe, die 50 % des FVIII in einem Inkubationsgemisch nach 2 h bei 37 Grad inaktiviert [7, 29]. Das Verhältnis der prozentualen F-VIII-Restaktivität (aufgezeichnet auf der Ordinate) zu der

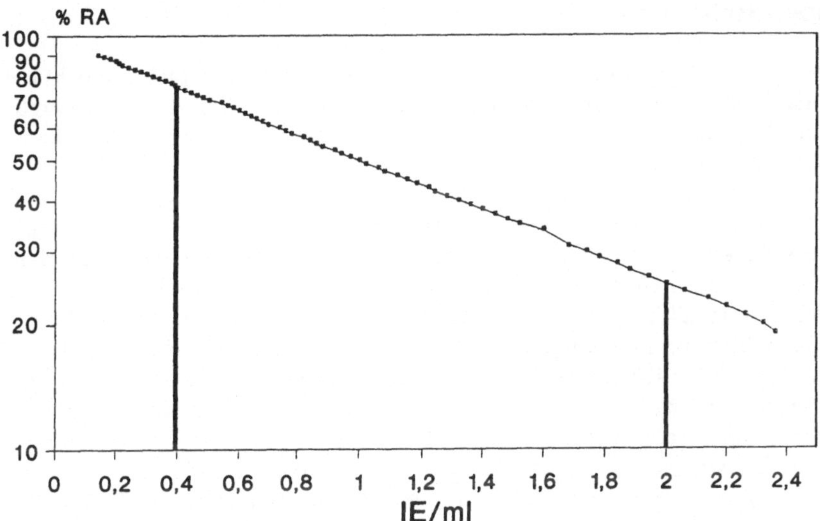

Abb. 5. Bethesda-Methode (Beziehung zwischen Restaktivität und Inhibitoreinheit)

Inhibitoreinheit (abzulesen an der Abzisse) ist an der typischen Geraden zu sehen (Abb. 5).

Die Affinität zu F VIII ist unterschiedlich stark. In der Regel ist noch eine Restaktivität von F VIII bei dem spontan erworbenen Hemmkörper zu messen. Meist liegt eine komplexe Typ-II-Kinetik vor. Darin besteht ein wesentlicher Unterschied zu den Hemmkörpern bei den Hämophilen, den Isoantikörpern. Bei den Isoantikörpern wird in einer einfachen Kinetik Typ I der Inhibitor komplett abgesättigt. Dabei besteht eine hohe Affinität zu F VIII. Daher kann bei Hemmkörperhämophilen auch der Titer exakter gemessen werden als bei Patienten mit Autoantikörpern. Für die Bestimmung eines Hemmkörpers mit komplexer Kinetik sind in der Regel 5 Verdünnungen notwendig. Die Titerhöhe steigt im Laboransatz an. Daher ist es sinnvoll, den Titer bei einer Restaktivität von 50 % anzugeben.

Der Hemmkörper inaktiviert nur den F VIII:C, nicht den von Willebrand-Faktor. Der Autoantikörper kann sowohl gegen die schwere als auch gegen die leichte Kette des F VIII:C gerichtet sein. Der F VIII:C besteht aus einer schweren Kette mit den Epitopen A 1, A 2, der B-Domäne und der leichten Kette mit den Epitopen A 3, C 1/C 2, an die der von Willebrand Faktor gebunden wird. Bezüglich der Epitopenangriffspunkte konnten keine Unterschiede bei Patienten mit spontanen Inhibitoren und Hemmkörperhämophilen nach Therapie mit Plasmapräparaten und rekombinanten F VIII-Produkten nachgewiesen werden. Am häufigsten greifen die Hemmkörper an den Epitopen A 2 und C 2 an.

Von der Struktur her sind die Autoantikörper meist Immunglobuline mit den Unterklassen Ig G_1 bis Ig G_4 mit κ- und λ-ketten. Selten treten Ig M- oder Ig A-Hemmkörper auf. Inhibitoren, die zur Ig G_3-Klasse gehören, können aus therapeutischer Sicht, leider nicht durch die Protein-A-Sepharose entfernt werden.

Therapeutisches Vorgehen

Die Therapie der Autoantikörper ist schwierig, langwierig und teuer, sowohl bei der Notfallblutstillungstherapie als auch bei dem Versuch der Hemmkörperelimination. Zur Notfalltherapie eignen sich der Schweine F VIII (Hyate C), rekombinanter F VIIa und Feiba.

Die spontan erworbenen Hemmkörper haben eine niedrigere Affinität zu porcinem F VIII als zu menschlichem F VIII. Vor der Therapie mit Hyate C sollte die Cross-Reaktivität durchgeführt werden, die das Verhältnis zwischen dem Hemmkörper gegen Hyate C zu dem Hemmkörper gegen menschlichen F VIII darstellt. Liegt sie über 35 %, so ist in der Regel eine Therapie mit Hyate C nicht mehr erfolgreich. Anamnestische Titeranstiege nach Hyate C treten sehr selten auf. Es besteht keine Gefahr der Übertragung von HIV- oder Hepatitisviren [16]. Die Dosierung beträgt 50–100 Einheiten, 2mal täglich. Dosisabhängig kann eine Thrombozytopenie als Nebenwirkung auftreten. Wegen einer möglichen Allergie empfiehlt sich vor jeder Infusion die Gabe von Kortikosteroiden.

Ebenso eignet sich als Notfallblutstillungstherapie rekombinanter F VIIa, der allerdings derzeit nur als Studienpräparat der Firma Novo Nordisk verfügbar ist. Die Dosierung beträgt 90 µg/kg KG als Injektion (nicht als Infusion) im Abstand von 2 h. Meist ist schon eine Blutstillung nach 2- bis 3maliger Anwendung zu erzielen. Ein anamnestischer Response, d. h. ein Titeranstieg, tritt danach nicht auf [5, 27].

Weiterhin kann Feiba, ein aktiviertes Prothrombinkomplexkonzentrat, zur Blutstillung eingesetzt werden. Höhere Dosen als 200 E/kg KG/Tag sollten wegen der Gefahr einer dann evtl. auftretenden Verbrauchskoagulopathie nicht gegeben werden. Selten kann auch nach Feiba-Gabe ein anamnestischer Response auftreten. Mit der Gabe von Feiba liegt in Deutschland bisher die größte Erfahrung vor.

Zur Reduktion der Titerhöhe eignen sich Plasmapheresen, wobei ein Absinken des Titers um 30–50 % pro Separation erreicht werden kann [11]. In der Regel werden 3 l pro Tag für 5 Tage bei Ersatz von Albumin ausgetauscht. Die Adsorptionsplasmapherese wurde von uns erfolgreich bei 4 Patienten mit Tryptophan-Polyvinyl Alkohol-Immunsorba-Säulen angewandt [21]. Auf Abb. 6 ist der Verlauf von PTT, Hemmkörper und F VIII bei einem Patienten zu sehen, bei dem von Mondorf die Adsorptionsplasmapherese erfolgreich angewandt wurde. Bei der Protein-A-Sepharosetechnik, auch bekannt als Malmö-Protokoll [23], werden zusätzlich zur Protein-A-Sepharosetechnik noch Cyclophosphamid, γ-Globuline und F VIII eingesetzt. Die IgA-Apherese mit Therasorbsäulen wurde bei 2 Patienten mit spontanen F-VIII-Hemmkörpern von Knöbel et al. [17] erfolgreich angewandt. Eine Sitzung dauert dabei nur 4 h, 4–6 l Plasma können verarbeitet werden.

Therapieversuche zur Elimination von Autoantikörpern bestehen in der Gabe von γ-Globulinen oder/und immunsuppressiver Therapie. γ-Globuline werden in der Dosis von 0,4 g/kg KG für 5 Tage angewandt. Der Gehalt an antiidiotypischen Antikörpern soll nach den Untersuchungen von Sultan et al. [28] für die Wirkung verantwortlich sein. Nach unseren eigenen Erfahrungen hat sich die Kombination

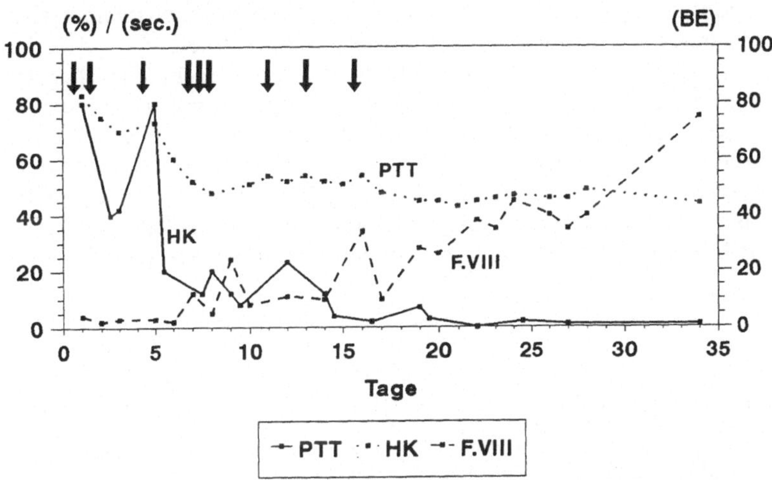

Abb. 6. Verlauf von F-VIII-Hemmkörper und PTT während Immunsorbasäulentherapie

von IVIG mit Kortikosteroiden (1–2 mg/kg KG) und Cyclophosphamid (200 mg/Tag für 8 Tage) wirksamer als die alleinige IVIG-Gabe erwiesen.

Als immunsuppressive Therapie [8] wurden außerdem Azathioprin, Vincristin und Cyclosporin A und Interferon-α versucht.

Erworbene Faktor-IX-Hemmkörper

Spontan erworbene F-IX-Hemmkörper treten wesentlich seltener auf als F-VIII-Hemmkörper. Grundkrankheiten sowie Blutungsneigung sind ähnlich denen, der spontanen F-VIII-Hemmkörper. An Grundkrankheiten wurden bisher bekannt: postpartal, maligne Tumoren. Auch medikamentös induzierte (Antibiotika) F-IX-Hemmkörper wurden beobachtet. Von der biochemischen Struktur her sind die F-IX-Hemmkörper ebenfalls IgG-Antikörper. Im Unterschied zu F-VIII-Autoantikörpern liegt meist eine einfache Typ-I-Kinetik vor. Daher können spontane F-IX-Inhibitoren exakter mit der Bethesda-Methode bestimmt werden. Als Notfalltherapie eignen sich der rekombinante F VIIa und Feiba. Zur Eliminationstherapie können erfolgreich γ-Globuline, Zyklophosphamid und Kortikosteroide angewandt werden.

Prognose

Die Prognose spontan erworbener F-VIII- oder F-IX-Hemmkörper ist in erster Linie abhängig von dem Erfolg einer schnellen Blutstillung bei der oft bedrohlichen diffusen Blutungsneigung. Unter großen Anstrengungen kann dieses in etwa 70 % erreicht werden. Die Eliminationstherapie ist in der Regel in 50 %

erfolgreich. Spontane Remissionen werden in der Regel nur bei postpartalen Hemmkörpern oder/und medikamentös induzierten beobachtet.

Bei einer von Hauser et al. [13] veröffentlichten Literaturrecherche über die Therapie postpartaler Hemmkörper zeigte sich, daß immunsuppressive Medikamente wie Zyklophosphamid, Azathioprin die Zeit bis zur kompletten Remission stark verkürzen, dagegen jedoch nicht die alleinige Gabe von Kortikosteroiden. Da auch diese Patienten häufig massiv blutungsgefährdet sind, wie die dritte Kasuistik in dieser Abhandlung zeigt, ist eine Therapie auch hier sofort notwendig, auch wenn in Monaten oder Jahren eine komplette Remission zu erhoffen ist.

Literatur

1. Al-Ismail SAD, Parry DH, Moisey CU, Bloom AL (1979) Factor VIII inhibitor and bronchogenic carcinoma. Thromb Haemost 41:291
2. Amamiya A, Hamada H, Yamada K, Meguro T (1982) A case of woman with acquired factor VIII inhibitor after the delivery. Rinsho Ketsueki 23:658–665
3. Beek EJR van, Peters M, Cate JW ten (1993) Factor VIII inhibitor associated with ciprofloxacin. Thromb Haemost 69:403
4. Coller BS, Hultin MB, Hoyer LW, Miller F, Dobbs JV, Dosik MH, Berger ER (1981) Normal Pregnancy in a Patient With a prior Postpartum Factor VIII Inhibitor: With Observations on Pathogenesis and Prognosis. Blood 58 3:619–624
5. Doughty HA, Northeast A, Sklair L, Roques T, Young AE, Savidge GF, Hunt BJ (1995) The use of recombinant factor VIIa in a patient with acquired haemophilia A undergoing surgery. Blood Coagulat Fibrinol 6:125–128
6. Files JC, Morrison FS, Halbrook J (1981) Post-partum treatment of a patient with a factor FVIII inhibitor. N Engl J Med 1650
7. Goldsmith JC (1993) Diagnosis of Factor VIII Versus Nonspecific Inhibitors. Semin Hematol 30 2 [Suppl 1]: 3–6
8. Green D (1993) Immunosuppression of Factor VIII Inhibitors in Nonhemophilic Patients. Semin Hematol 30/2 [Suppl 1]:28–31
9. Green D, Lechner KA (1981) A survey of 214 nonhemophilic patients with inhibitors to factor VIII. Thromb Haemost 45:200
10. Haedicke G, O'Sullivan J, Seidler C, Donat , Crowley JP (1990) Tracheal obstruction after emergency tracheostomy in a patient with a postpartum factor VIII inhibitor. Crit Care Med 18:449–450
11. Hambley H, Watkins R, Tansey PA, Walker ID, Davidson JF (1985) Plasmapheresis and Factor VIIIC Inhibitors. Lancet n: 274
12. Hauser I, Gisslinger H, Locker G, Elbl W, Kyrle PA, Pabinger I, Lechner K (1993) Postpartum factor III inhibitors. Wien Klin Wochenschr 105:355–458
13. Hauser I, Schneider B, Lechner K (1995) Post-Partum Factor VIII Inhibitors. Thromb Haemost 73 1:1–5
14. Hultin M.B (1991) Acquired inhibitors in malignant and nonmalignant disease states. Am J Med 91 [Suppl 5 A]: S–13S
15. Kasper CK, Aledort LM, Counts RB (1975) A more uniform measurement of factor VIII inhibitors. Thromb Diath Haemorrh 34:869–872
16. Kessler CM, Ludlam CA (1993) for the International Acquired Hemophilia Study Group: The Treatment of Acquired Factor VIII Inhibitors: Worldwide Experience With Porcine Factor VIII concentrate. Semin Hematol 30/2 [Suppl 1]: 22–27
17. Knöbl P, Derfler K, Korninger L, Jäger U, Maier-Dobersberger T, Druml W, Pabinger I, Lechner K (1995) Elimination of acquired factor VIII inhibitors with immunglobuline-apheresis. Poster no 143, GTH, 15.–18. 2. 1995, Berlin, Ann Hematol 70 [Suppl I]:A36
18. Lionnet F, Pulik M, Genet P, Lucas G, Sollet JP (1995) Acquired factor VIII inhibitor associated with a prostatic cancer: Simultaneous occurrence and healing. Thromb Haemost 73 2: 327–328
19. Lutze G, Canzler E, Presser HJ (1989) Spontaner Gerinnungsfaktor-VIII:C-Inhibitor post partum – Ursache lebensbedrohlicher Blutung. Zentralbl Gynaekol 111:67–172

20. Michiels JJ, Bosch LJ, van der Plas PM, Abels J (1978) Factor VIII inhibitor postpartum. Scand J Haematol 20:7–107
21. Mondorf W, Grützmacher P, Schmidt H, Wolff B, Scharrer I, Baum H von, Hunstein W (1990) Adsorptionsplasmapherese – eine neue Therapiemöglichkeit für Faktor VIII-Inhibitoren. In: 20. Hämophilie-Symposion Hamburg 1989. Landbeck G, Marx R, Scharrer I, Schramm W (Hrsg) Springer, Heidelberg New York Tokyo S345–354
22. Neidhardt B, Bartels O, Hahn, B (1985) Hemmkörperhämophilie A post partum. Dtsch Med Wochenschr 110:799–802
23. Nilsson IM, Berntorp E, Zettervall O (1981) Induction of immune tolerance in patients with hemophilia and antibodies to factor VIII by combined treatment with intravenous IgG, cyclophosphamide and factor VIII. N Engl J Med 15:947–950
24. Preminger GM, Knupp CL, Hindsley JP, Jenkins JM, Fried FA, Blatt PM (1984) Spontaneously acquired anti-factor VIII antibodies: report of a patient with adenocarcinoma of the prostate. J Urol 131:1182–1184
25. Scharrer I (1986) Erworbene Antikörper gegen Gerinnungsfaktoren. Hämostaseologie 6: 89–92
26. Schwertfeger R, Hintz G, Huhn D (1991) Successful treatment of a patient with postpartum factor VIII inhibitor with recombinant human Interferon alfa 2a. Am J Hematol 37:190–193
27. Seremetis SV (1994) The Clinical Use of Factor VIIa in the Treatment of Factor VIII Inhibitor Patients. Semin Hematol 31/2 [Suppl 4]:53–55
28. Sultan MD, Kazatchkine MD, Algiman M, Dietrich G, Nydegger U (1993) The Use of Intravenous Immunoglobulins in the Treatment of Factor VIII Inhibitors. Semin Hematol 31/2 [Suppl 4]:65 -66
29. Withe GC (1994) Factor VIII Inhibitor Assay: Quantitative and Qualitative Assay Limitations and Development Needs. Semin Hematol 31/2 [Suppl 4]: 6–

KAPITEL 4

Lupusantikoagulans

B. Pötzsch

Zusammenfassung

Lupusantikoagulanzien stellen eine heterogene Gruppe von Autoantikörpern dar, die gegen gerinnungsaktive Phospholipide und Phospholipid-Protein-Komplexe gerichtet sind. Bei betroffenen Patienten können Lupusantikoagulanzien eine Thrombophobilie und Abortneigung auslösen. Es wurden sowohl arterielle als auch venöse Thrombosen beschrieben. Als möglicher pathophysiologischer Mechanismus wird eine verminderte antikoagulatorische Aktivität des aktivierten Protein C diskutiert. Zum Nachweis von Lupusantikoagulanzien stehen verschiedene funktionelle und immunologische Nachweisverfahren zur Verfügung. Die sichere Diagnose eines Lupusantikoagulans erfordert ein positives Ergebnis in zwei voneinander unabhängigen funktionellen Testverfahren oder den gleichzeitigen Nachweis des Lupusantikoagulans in einem funktionellen und einem immunologischen Nachweisverfahren. Therapeutisches Ziel ist die Prophylaxe thromboembolischer Komplikationen. Deswegen sollten betroffene Patienten solange oral antikoaguliert werden, bis eine Normalisierung der Lupusantikoagulans Parameter eingetreten ist.

Einleitung

Ein Lupusantikoagulans (LA) ist durch das Auftreten von Autoantikörpern, die gegen gerinnungsaktive Phospholipide oder Protein-Phospholipid-Komplexe gerichtet sind, gekennzeichnet [5]. In vitro führen LA-Antikörper zu einer Verlängerung von phospholipidabhängigen Gerinnungstesten. Aufgrund dieses Phänomens, das wahrscheinlich durch eine Kompetition der LA-Antikörper mit Vitamin-K-abhängigen Gerinnungsfaktoren um verfügbare Phospholipidbindungsstellen erklärt werden kann [8], wurde der Begriff „Antikoagulans" geprägt. Tatsächlich wirkt der zirkulierende LA-Antikörper aber nicht als Antikoagulans, sondern ist klinisch mit einer erhöhten Thrombose- und Abortneigung verbunden [5].

Klinik

Obwohl erstmalig bei Patienten mit einem Lupus erythematodes beschrieben [3, 7], ist das Auftreten eines LA nicht an eine bestimmte Grunderkrankung gebunden. Klinische Studien belegen sogar, daß bei der Mehrzahl der LA-Patienten kein Zusammenhang mit einer Autoimmunerkrankung oder einer anderen systemischen Erkrankung nachweisbar ist [6]. Durch den LA ausgelöste Thrombosen können sowohl in venösen als auch in arteriellen Gefäßen und in der Mikrozirkulation auftreten. Genaue Zahlenangaben über die Häufigkeitsverteilung zwischen arteriellen und venösen Thrombosen liegen nicht vor. Fast alle Autoren gehen jedoch übereinstimmend davon aus, daß venöse Thrombosen wesentlich häufiger auftreten als arterielle Thrombosen. Arterielle Thrombosen können auch in den Koronararterien und den Zerebralarterien auftreten und einen Myokardinfarkt oder einen apoplektischen Insult auslösen [1]. Besonders bei jungen Infarktpatienten, die koronarangiographisch keine nachweisbare koronare Herzkrankheit aufweisen, sollte eine LA-Diagnose durchgeführt werden [2]. Das gehäufte Auftreten von rezidivierenden Aborten bei Patientinnen mit LA wird mit einem thrombotischen Verschluß der Mikrozirkulation der Plazenta in ursächlichen Zusammenhang gebracht. Ein weiteres Symptom des LA kann eine Thrombozytopenie sein. Normale Thrombozytenwerte schließen aber das Vorliegen eines LA nicht aus, und umgekehrt muß nicht jede Thrombozytopenie eines LA-Patienten durch den LA ausgelöst sein, so daß hier immer eine differentialdiagnostische Abklärung notwendig ist.

Pathophysiologie

Der genaue pathophysiologische Mechanismus der zur Thromboseentstehung bei LA führt, konnte bisher nicht identifiziert werden. Vermutungen, daß LA-Antikörper an die luminale Oberfläche von Endothelzellen binden und dadurch die Prostazyklinsynthese oder die zur Protein-C-Aktivierung führende Thrombin-Thrombomodulin-Interaktion beeinflussen, ließen sich weder im experimentellen Ansatz mit kultivierten Endothelzellen noch durch Messungen des Thromboxan- und Prostazyclinspiegels bei LA-Patienten bestätigen [4, 9]. Darüber hinaus konnte gezeigt werden, daß LA-Antikörper im Vergleich mit Kontrollimmunglobulin nicht in erhöhter Konzentration an kultivierte Endothelzellen binden. Eine verminderte antikoagulatorische Aktivität von aktiviertem Protein C in Anwesenheit von LA-Antikörpern konnte von verschiedenen Arbeitsgruppen sowohl im gereinigten als auch im Plasmasystem nachgewiesen werden [4, 9]. Wahrscheinlich wird diese verminderte antikoagulatorische Aktivität des aktivierten Protein C durch eine direkte Kompetition der LA-Antikörper mit den Komponenten des Protein-C-Komplexes um die Bindungsstellen auf der Phospholipidoberfläche ausgelöst. Da im Bereich der intakten Gefäßwand die Anzahl verfügbarer und gerinnungsaktiver Phospholipide limitiert ist, könnte dieser Mechanismus eine der Hauptursachen für die beim LA bestehende Thromboseneigung sein [10].

Diagnostik

In der Diagnostik des LA kann aufgrund des Meßprinzips zwischen funktionellen und immunologischen Testverfahren unterschieden werden. Das Grundprinzip aller funktionellen Testverfahren beruht darauf, daß die im Testansatz verfügbaren

Phospholipide zur limitierenden Größe werden. Dementsprechend ist die Verlängerung der gemessenen Gerinnungszeiten direkt proportional zur Konzentration der vorhandenen LA-Antikörper. Dieses Meßprinzip erklärt auch die unterschiedliche Sensitivität der eingesetzten Testverfahren. Je mehr Phospholipide beispielsweise einem aPTT-Reagens zugesetzt sind, um so weniger sensitiv ist es im Erkennen eines LA. Bei Patienten mit dem klinischen Verdacht eines LA sollten deswegen immer 2 Screeningtests, beispielsweise eine LA-sensitive aPTT und die Kaolin-Clotting-Time (KCT), durchgeführt werden. In der KCT wird als Oberflächenaktivator das phospholipidfreie Kaolin eingesetzt. Durch gleichzeitige Analyse einer 1:1-Mischung des Patientenplasmas mit Normalplasma kann zwischen einem Faktorenmangel und einem LA differenziert werden. Ein Nachteil dieser Methode besteht in ihrer Heparinempfindlichkeit. Deswegen muß in der Plasmaprobe vorhandenes Heparin präanalytisch neutralisiert oder enzymatisch abgebaut werden. Einen anderen sensitiven und in Heparin-haltigen Plasmaproben durchführbaren Screeningtest stellt die Textarin/Ecarin-Ratio dar. Während die Prothrombinaktivierung durch Textarin phospholipidabhängig ist, aktiviert Ecarin Prothrombin Kofaktor-unabhängig. Dementsprechend verlängern LA-Antikörper die Textarin-, nicht aber die Ecarinzeit.

Positive Befunde in einem der LA-Screeningtests müssen vor endgültiger Diagnosestellung mit einem Bestätigungstest abgesichert werden. In den meisten der als Bestätigungstests eingesetzten Verfahren werden dem Patientenplasma gereinigte Phospholipide oder phospholipidreiche Fraktionen zugesetzt. Ein auf dieser Basis beruhender Test ist der 1989 von Rauch et al. beschriebene Hexagonal(II)-Phase-Phospholipid-Assay [11]. In den immunologischen Testverfahren werden Phospholipid/β_2-Mikroglobulingemische auf einer Mikrotiterplatte immobilisiert und nach Überschichtung des Patientenplasmas gebundene Autoantikörper mit einem gegen humane Immunglobuline gerichteten Antikörper nachgewiesen. Mit diesen Verfahren ist ein quantitativer Nachweis von LA-Antikörpern möglich. Ein technisches Problem besteht jedoch in der Beschichtung der Mikrotiterplatten mit den Phospholipiden, da viele gerinnungsaktive Phospholipide ihre Konformation während des Beschichtungsvorgangs ändern und anschließend von LA-Antikörpern nicht mehr erkannt werden. Gut standardisierte ELISA-Tests gibt es zum Nachweis von Kardiolipinantikörpern. Obwohl Antikardiolipinantikörper mit LA nicht identisch sind, treten beide Autoantikörper bei vielen Patienten gleichzeitig auf, so daß die Antikardiolipinantikörperbestimmung in der diagnostischen und therapeutischen Beurteilung hilfreich sein kann.

Entscheidend für die Qualität der LA-Diagnostik ist die präanalytische Behandlung der Proben. Grundsätzlich sollte die Blutprobe nach Entnahme möglichst schnell bearbeitet werden. Da Thrombozyten in allen funktionellen Testverfahren als „störende" Phospholipidquelle fungieren, ist eine 2malige Zentrifugation des Plasmas oder eine Zentrifugation mit mindestens 5 000 g erforderlich. Bei Heparin-empfindlichen Verfahren ist die vorherige enzymatische Inaktivierung von Heparin ohne negative Auswirkungen auf das Nachweisverfahren möglich. Eine LA-Diagnostik sollte bei allen Patienten mit einer unklaren Thromboseneigung, bei Patienten mit einer nachgewiesenen Autoimmunerkrankung, Patientinnen mit einer Abortneigung und Patienten mit einer unklaren Verlängerung der aPTT durchgeführt werden.

Therapie

Eine kausale Therapie der zum LA führenden immunologischen Störung ist z. Z. nicht möglich. Das therapeutische Ziel besteht deswegen in der Prophylaxe thrombotischer Ereignisse. Patienten mit diagnostisch gesichertem LA und positiver Thromboseanamnese sollten so lange oral antikoaguliert werden, bis die LA-Parameter normalisiert sind. Der angestrebte INR-Bereich sollte zwischen 3,0 und 4,0 liegen. Schwieriger ist die Entscheidung zur oralen Antikoagulation bei Patienten mit nachgewiesenem LA zu treffen, bei denen bisher keine thrombotischen Ereignisse aufgetreten sind. Obwohl bisher keine eindeutige Korrelation zwischen der Konzentration der nachweisbaren LA-Antikörper und der tatsächlichen Thrombosegefährdung belegt werden konnte, sollte in solchen Fällen die Entscheidung zur oralen Antikoagulation von der LA-Antikörperkonzentration und dem Vorliegen zusätzlicher Risikofaktoren abhängig gemacht werden. Bei allen Patienten mit nachgewiesenem LA, bei denen keine orale Antikoagulation durchgeführt wird, ist bei jeder Immobilisation oder anderen thrombosefördernden Situationen eine unverzügliche Thromboseprophylaxe in Form einer Therapie mit Low-dose-Heparin notwendig. Eine Therapie mit Thrombozytenaggregationshemmern ist nur bei LA-Patienten mit durchgemachten arteriellen Thrombosen sinnvoll. Eine Therapie mit Immunsuppressiva sollte beim LA nur durchgeführt werden, wenn die Thrombophilie durch eine alleinige antikoagulatorische Behandlung nicht beherrscht werden kann, wie es in einigen Fällen mit rezidivierenden Lungenembolien beschrieben wurde.

Die Therapie der sehr selten vorkommenden LA-bedingten Blutungen besteht in der Gabe von Thrombozytenkonzentraten, die auch bei fehlender Thrombozytopenie indiziert ist.

Bei Patientinnen mit LA kann es durch Mikrothrombosen der Plazentastrombahn zu rezidivierenden Aborten, die typischerweise zwischen der 12. und 20. Schwangerschaftswoche auftreten, kommen. Verschiedene Fallberichte und eigene Erfahrungen belegen, daß unter einer frühzeitigen und konsequenten antikoagulatorischen Therapie ein erfolgreiches Austragen der Schwangerschaft möglich ist. Die antikoagulatorische Therapie sollte bereits vor der Konzeption begonnen werden. Dabei sollten Plasmaspiegel zwischen 0,3 und 0,4 anti-FXa-Einheiten angestrebt werden. Aufgrund ihrer längeren Halbwertszeit sind für diese Indikation niedermolekulare Heparine besonders gut geeignet. Nach der Entbindung sollte bei der stillenden Mutter die weitere Thromboseprophylaxe mit Heparin und bei der nicht-stillenden Mutter in Form einer oralen Antikoagulation durchgeführt werden.

Literatur

1. Baker WF, Bick RL (1994) Antiphospholipid antibodies in coronary artery disease: A review. Semin Thromb Haemost 20:27–45
2. Bick RL, Ishmail Y, Baker WF (1993) Coagulation abnormalities in precocious artery thrombosis and in patients failing coronary artery bypass grafting and percutaneous transcoronary. Semin Thromb Haemost 10:412–417

3. Conley CL, Hartmann R (1952) Hemorrhagic disorder caused by circulating anticoagulant in patients with disseminated lupus erythematosus. J Clin Invest 150:621–622
4. Dudley DJ, Mitchell MD, Branch DW (1990) Pathophysiology of antiphospholipid antibodies: Absence of prostaglandin-mediated effects on cultured endothelium. Am J Obstet Gynecol 162:953–959
5. Feinstein DI (1982) Lupus anticoagulant, anticardiolipin antibodies, fetal loss, and systemic lupus erythematosus. Blood 80:859–862
6. Kornberg A, Silber L, Yona R, Kaufman S (1989) Clinical manifestations and laboratory findings in patients with lupus anticoagulants. Eur J Haematol 42:90–95
7. Mueller JF, Ratnoff O, Heinle RW (1951) Observations on the characteristics of an unusual circulating anticoagulant. Lab Clin Med 38:254–261
8. Pengo V, Thiagarajan P, Shapiro SS, Heine MJ (1987) Immunological specificity and mechanism of action of IgG lupus anticoagulants. Blood 70: 69–76
9. Pötzsch B, Kawamura H, Preissner KT et al. (1992) Thrombophilia in patients with lupus anticoagulant correlates with impaired anticoagulant activity of activated protein C but not with decreased activation of protein C. Blood 80:267a (Abstract)
10. Pötzsch B, Kawamura H, Preissner KT, Schmidt M, Seelig C, Müller-Berghaus G (1995) Acquired protein C dysfunction but not decreased activity of thrombomodulin is a possible marker of thrombophilia in patients with lupus anticoagulant. J Lab Clin Med 125:56–65
11. Rauch J, Tannenbaum M, Janoff AS (1989) Distinguishing plasma lupus anticoagulants from anti-factor antibodies using hexagonal (II) phase phospholipids. Thromb Haemost 62:892–896

KAPITEL 5

Die Heparin-induzierte Thrombozytopenie

A. Greinacher

Zusammenfassung

Die Heparin-induzierte Thrombozytopenie (HIT) ist neben Blutungskomplikationen die wichtigste unerwünschte Wirkung der Heparintherapie. Zwei Formen der HIT werden unterschieden, ein nichtimmunologischer Typ I, der einen geringgradigen Abfall der Thrombozyten verursacht und ohne klinische Komplikationen einhergeht, und ein immunologischer Typ II, der mit thromboembolischen Komplikationen verbunden sein kann.

Die HIT-Typ-II tritt, bei Patienten die das erste Mal Heparin erhalten, zwischen dem 4. und 20. Tag nach Beginn der Heparintherapie auf, mit einem Maximum um den 10. Tag. Im Fall einer Reexposition können sich die klinischen Symptome auch innerhalb der ersten Tage manifestieren. Bei einem Abfall der Thrombozytenwerte um mehr als 50 % des Ausgangswertes nach mehreren Tagen Heparintherapie und/oder neuer thromboembolischer Komplikationen während, oder kurz nach Beendigung der Heparingabe, sollte eine HIT-Typ-II als wichtige Diffentialdiagnose ausgeschlossen werden. Die Inzidenz der HIT-Typ-II liegt bei 0,5–2 %. Die Patienten sind v. a. durch neue Gefäßverschlüsse gefährdet.

Das Hauptantigen der HIT-Typ-II ist ein multimolekularer Komplex aus Plättchenfaktor 4 und Heparin. Die HIT-Antikörper binden an Thrombozyten und aktivieren diese über ihren Fc-Teil und den thrombozytären Fc-Rezeptor II. HIT-Antikörper binden auch an Endothelzellen und aktivieren diese. Die gleichzeitige Aktivierung von Thrombozyten und Endothelzellen ist eine wahrscheinliche Erklärung für den ungewöhnlichen klinischen Verlauf der HIT-Typ-II. Es stehen mehrere sensitive Testverfahren zur Sicherung der klinischen Verdachtsdiagnose im Labor zur Verfügung. Für die weitere parenterale Antikoagulation betroffener Patienten sind das niedrig sulfatierende Heparinoid Danaparoid-Natrium (Orgaran®) oder rekombinantes Hirudin die wichtigsten Medikamente.

Neben Blutungskomplikationen ist die heparin-induzierte Thrombozytopenie (HIT) die wichtigste unerwünschte Wirkung der Heparintherapie. Einige Autoren benutzen die Begriffe heparininduzierte Thrombozytopenie Typ II oder Thrombose-Thrombozytopenie Syndrom. Trotz dieser Begriffsvielfalt sind sich die Arbeitsgruppen, welche auf dem Gebiet der HIT arbeiten, darüber einig, daß 2 Formen der Thrombozytopenie durch Heparin verusacht werden können: eine häufige nicht immunologische Form, welche einen geringradigen Thrombozytenabfall hervorruft und keine größere klinische Bedeutung zu haben scheint, sowie eine immunologische Form, welche mit thromboembolischen Komplikationen verbunden sein kann [6, 7].

Etwa 10 % der Patienten, welche intravenös Heparin (20 000 IE/Tag) erhalten, reagieren in den ersten Tagen mit einem geringgradigen Abfall der Thrombozytenwerte. Selten unterschreiten diese 100 000 Thrombozyten/µl und normalisieren sich oft trotz weiterer Heparingabe. Dieser Typ I der HIT ist bedingt durch direkte Heparin-Thrombozyten-Wechselwirkungen.

Die Bindung von Heparinen oder anderen sulfatierten Zuckern an Thrombozyten hängt zum einem von deren Molekulargewicht und Grad der Sulfatierung [24, 33, 34, 38], zum anderen aber auch vom Grad der Thrombozytenaktivierung ab [23]. Je stärker Thrombozyten voraktiviert sind, desto höher ist ihre Bindungskapazität für Heparin.

Von allen thrombozytären Proteinen hat Plättchenfaktor 4 (PF 4) die höchste Afftivität zu Heparin [5, 21]. Heparin bindet jedoch auch an andere thrombozytäre Proteine, wie z. B. die Glykoproteinkomplexe IIb/IIIa oder Ib/IX.

In direkter Abhängigkeit von seinem Molekulargewicht und dem Grad seiner Sulfatierung, aktiviert Heparin Thrombozyten. Dies ist jedoch unabhängig von seiner AT-III-Bindungsaffinität [4, 36, 39].

Die wahrscheinlichste Ursache hierfür ist die indirekte Hemmung der Adenylatzyklase nach Bindung des Heparins an die Thrombozyten. Hierdurch sinkt der intrathrombozytäre Spiegel an zyklischem Adenosinmonophosphat und die Thrombozyten können leichter aktiviert und so vermehrt verbraucht werden. Verursacht die Grunderkrankung per se eine Thrombozytenaktivierung, wie z. B. bei der instabilen Angina Pektoris, führen beide Effekte zusammen zum mäßigen Thrombozytenabfall der HIT Typ I.

Niedermolekulare Heparine (LMWH) und niedrigsulfatierte Heparinoide binden schwächer an Thrombozyten als unfraktioniertes Heparin (UFH). Es ist möglich, daß unter LMWH der Typ I der HIT seltener auftritt als unter UFH. Wir vermuten weiterhin, daß die nicht immunologischen Wechselwirkungen zwischen Heparin und Thrombozyten wichtig sind für die Pathogenese der immunologischen Form der HIT Typ II.

Im Gegensatz zur HIT Typ I, tritt die HIT Typ II zwischen dem fünften und zwanzigsten Tag der Heparingabe auf. Die meisten Patienten, welche zum erstenmal Heparin erhalten, sind um den 10. Tag von der Komplikation betroffen. Im Fall einer Reexposition mit Heparin, kann die HIT Typ II jedoch bereits innerhalb der ersten Tage der erneuten Heparingabe auftreten [1, 28]. Dabei scheint der Abstand zum ersten Zyklus der Heparintherapie wichtig zu sein. Patienten, welche innerhalb der letzten 12 Monate Heparin erhalten hatten, sind besonders gefährdet, auf die erneute Heparingabe, innerhalb von 2 bis 5 Tagen, eine HIT Typ II zu entwickeln.

Die meisten Patienten reagieren mit einem deutlichen Abfall der Thrombozytenwerte. Dabei ist die relative Verminderung der Blutplättchen wichtiger, als die absolute Thrombozytenzahl. Wenn keine anderen Grunderkrankungen vorliegen, wie z. B. eine Sepsis, sollte bei jedem Abfall der Thrombozytenwerte um mehr als 50 % unter der Gabe von Heparin eine HIT Typ II in die Differentialdiagnose eingeschlossen werden. Bei einigen Patienten treten die thromboembolischen Komplikationen der HIT Typ II jedoch schon vor dem Abfall der Thrombozytenwerte auf. In seltenen Fällen ist kein Thrombozytenabfall, trotz thromboembolischer Komplikationen nachweisbar.

Daher sollte bei jedem Patienten, bei welchem thromboembolische Gefäßverschlüsse unter, oder kurz nach Beendigung einer Heparingabe auftreten, der immunologische Typ der HIT ausgeschlossen werden.

Nach Absetzen des Heparins normalisieren sich die Thrombozytenwerte bei den meisten Patienten innerhalb von 7 bis 10 Tagen.

Die HIT Typ II unterscheidet sich von allen anderen Immunthrombozytopenien. Trotz gleichzeitig bestehender parenteraler Antikoagulation und erniedrigten Thrombozytenwerten sind Blutungskomplikationen selten.

Die Patienten sind v. a. gefährdet, wegen der Heparingabe neue Gefäßverschlüsse zu entwickeln. Diese bestehen, als weißer Thrombus, oft aus Thrombozyten. Aus diesem Grund wird die HIT Typ II im amerikanischen Schriftum auch als „white clot syndrome“ beschrieben.

Während in der Literatur v. a. arterielle Gefäßverschlüsse als Kennzeichen der HIT Typ II hervorgehoben werden, sind bei den in unserem Labor diagnostizierten Patienten venöse Thrombosen und Lungenembolien deutlich häufiger aufgetreten. Dies wurde auch von Warkentin u. Kelton [41] beschrieben. Insbesondere wenn nach dem ersten Gefäßverschluß die Heparingabe weitergeführt wird, können neue thromboembolische Komplikationen auftreten. Diese führen zu einer Mortalität von bis zu 20 %, in etwa ebenso viele Patienten sind von Defektheilungen betroffen. Amputationen der Extremitäten und neurologische Ausfälle nach zerebralen Insulten sind die häufigsten Folgeschäden [1, 27, 28, 41].

Die immunologische Form der HIT ist definiert durch den Nachweis Heparin-abhängiger Antikörper. Da jedoch bislang nur wenige Laboratorien sensitive Testverfahren verwenden, wie den ^{14}C-Serotoninfreisetzungstest [37], den Heparininduzierten-Plättchenaktivierungtest (HIPA [15]) oder den PF 4/Heparin ELISA [2, 18], ist die wirkliche Inzidenz der Antikörper bislang noch ungeklärt.

Die umfassensten Daten hierzu liefert eine Metaanalyse aller bisherigen prospektiven Studien bis 1990 [41]. Nach dieser Analyse ist die Inzidenz der HIT unter hochdosierter Gabe von Heparin höher als unter niedrig dosierter Heparingabe zur Thromboseprophylaxe. Bei Patienten unter therapeutischer Heparingabe sollte die HIT Typ II bei 0,5–2 % der Patienten erwartet werden, welche Heparin länger als 5 Tage erhalten. Aber auch niedrig dosiertes Heparin, in der bei der Thromboseprophylaxe üblichen Dosierung, kann die HIT Typ II auslösen [1, 12, 16.] Wie bei der Mehrzahl der in unserem Labor diagnostizierten Patienten, berichten Laster und Mitarbeiter, daß die HIT Typ II bei 82 % ihrer 169 Patienten durch niedrig dosierte Heparingaben zur Thromboseprophylaxe ausgelöst wurde [29]. Die erste prospektive Studie zur Inzidenz der HIT Typ II unter Verwendung eines sensitiven Labortests zeigte HIT-Antikörper bei 7,4 % aller Patienten, welche unfraktioniertes Heparin zur Thromboseprophylaxe erhielten. Eine Thrombozytopenie zeigten 2,8 % dieser Patienten, 85 % dieser Patienten entwickelten eine Thrombose. Bei 2,4 % der Patienten, welche LMWH erhielten, waren HIT-Antikörper nachweisbar, keiner der Patienten zeigte eine Thrombozytopenie oder Thrombose [42]. Dabei scheint nach der Erfahrung des Autors, die Inzidenz, bzw. die klinische Manifestation, der HIT Typ II abhängig von der Grunderkrankung des Patienten zu sein. Insbesondere bei Patienten mit vorbestehenden Gefäßerkrankungen scheint die Inzidenz der HIT Typ II größer als 2 % zu sein [20, 35].

Auch in ihrem Pathomechanismus unterscheidet sich die HIT Typ II von anderen Immunthrombozytopenien. Die intravaskuläre, Heparin-abhängige Thrombozytenaggregation ist eine wahrscheinlichere Ursache für die Thrombozytopenie, als die Phagozytose antikörperbeladener Plättchen durch das Retikulo-endotheliale System.

Bei der Antikörper-abhängigen Thrombozytenaktivierung kommt dem thrombozytären Fc-Rezeptor (FcγRII, CD 32) eine besondere Bedeutung zu. HIT-Antikörper binden an Thrombozyten über ihr Fc-Teil und vernetzen so den FcγRII [3, 9, 17, 26]. Dies führt zur Thrombozytenaktivierung. Ebenso binden HIT-Antikörper an Endothelzellen und aktivieren diese [11, 19]. Dabei sind HIT-Antikörper nicht Heparin-spezifisch. Amiral et al. [2] zeigten erstmals, daß HIT-Antikörper an PF 4/Heparinkomplexe binden. Unter Verwendung dieser Beobachtung konnten wir multimolekulare PF 4/Heparinkomplexe, bestehend aus ca. 8 PF 4 Molekülen pro Molekül Heparin, als das wichtigste Antigen der HIT Typ II charakterisieren [11, 19, 40] und diese Antigenkomplexe sowohl auf Thrombozyten, als auch auf Endothelzellen nachweisen.

Nach dem gegenwärtigen Konzept des Pathomechanismus der HIT Typ II bindet Heparin an Thrombozyten in Abhängigkeit seines Sulfatierungsgrads und Molekulargewichts. Dabei aktiviert es Thrombozyten durch multifaktorielle, nichtimmunologische Mechanismen.

Durch diesen proaggregatorischen Effekt des Heparins werden thrombozytäre Proteine mit einer Heparinbindungsstelle aus den α-Granula freigesetzt. Diese bilden mit Heparin und anderen polysulfatierten Oligosacchariden multimolekulare Komplexe. Die Komplexe aus löslichem Plättchenprotein und Heparin entstehen aufgrund der starken negativen Ladung polysulfatierter Oligosaccharide. Über diese binden sie auch an der Thrombozytenoberfläche.

Einige Patienten immunisieren sich gegen diese Komplexe. In ca. 80 % der Fälle gegen Komplexe aus PF 4 und Heparin. Die multimolekularen Antigenkomplexe können wahrscheinlich mehrere Antikörper binden und so als Immunkomplexe die Thrombozyten über deren Fc-Rezeptor aktivieren.

Die Antigenepitope bilden sich auch auf der Oberfläche von Endothelzellen. Die gleichzeitige Aktivierung von Endothelzellen und Thrombozyten ist wahrscheinlich ein wichtiger Grund für die Entstehung der thromboembolischen Komplikationen bei der HIT Typ II.

Dieses Konzept impliziert einen engen Zusammenhang zwischen dem nichtimmunologischen Typ I und dem immunologischen Typ II der HIT [14]. UFH und hochsulfatierte Heparinoide mit hohem Molekulargewicht binden stärker an Thrombozyten und aktivieren diese eher als LMWH oder niedrig sulfatierte Heparinoide. Sie können aufgrund ihrer Größe mehr PF 4-Tetramere binden und somit wahrscheinlich größere PF 4-Heparinkomplexe ausbilden.

Hiernach sollten UFH und hochsulfatierte Heparinoide eher zu einer Immunisierung des Patienten und zur Bildung von HIT-Antikörpern führen, als LMWH oder niedrig sulfatierte Heparinoide.

Diese Annahme wird durch eine prospektive Studie unterstützt, bei welche HIT-Antikörper seltener bei Patienten während der Therapie mit LMWH, als bei Patienten während der Therapie mit UFH, nachgewiesen wurden [42].

Hat sich ein Patient jedoch immunisiert, können LMWH das HIT-Antigen ebenso bilden, wie UFH. Dies wurde in mehreren Studien gezeigt, welche unter der Verwendung sensitiver in vitro Verfahren eine nahezu 100 %ige Kreuzreaktion der LMWH mit HIT-Antikörpern nachgewiesen haben [16, 18]. Inwieweit LMWH bei Patienten mit HIT-Antikörpern eine klinisch relevante Thrombozytopenie oder thromboembolische Komplikationen auslösen, hängt von Charakteristika des einzelnen Patienten ab. Die Komedikation (z. B. ASS) oder die Grundkrankheit (z. B. bestehende Gefäßerkrankung) scheinen dabei eine wichtige Rolle zu spielen.

Da LMWH bei Patienten mit HIT Typ II lebensbedrohliche Komplikationen auslösen können [13, 22, 30, 31] und die oben genannten individuellen Faktoren durch die z. Z. zur Verfügung stehenden Labortests nicht berücksichtigt werden, sollten LMWH als absolut kontraindiziert bei Patienten mit HIT Typ II angesehen werden.

In Übereinstimmung mit den Ergebnissen der In-vitro Versuche, sind niedrig sulfatierte Heparinoide, wie Danaparoid-Natrium (Org10172, Orgaran®, AKZO-Organon, Niederlande) geeigneter für die weitere parenterale Antikoagulation von HIT Typ II Patienten. Danaparoid zeigt jedoch bei 10–20 % der Patienten eine in vitro Kreuzreaktion [8, 10, 16, 18]. Nach der größten bislang publizierten Zusammenfassung von über 230 HIT-Typ-II-Patienten, welche mit Danaparoid behandelt wurden, ist eine klinisch relevante Kreuzreaktion nur in 2–3 % der Fälle aufgetreten [32]. Eine wichtige neue therapeutische Option zur Therapie von Patienten mit HIT Typ II wird rekombinantes Hirudin bieten. Hirudin ist ein wirkungsvoller Thrombininhibitor und zeigt aufgrund seiner Proteinstruktur sicher keine Kreuzreaktion mit HIT-Antikörpern. Wir führen z. Z. eine multizentrische, prospektive Studie zur Therapie von HIT Typ II Patienten mit Hirudin durch, um die Wertigkeit von Hirudin bei HIT Typ II zu prüfen.

In Nordamerika wird Ancrod, ein Fibrinogen-abbauendes Schlangengiftextrakt bei HIT-Typ-II-Patienten eingesetzt [12]. Da Ancrod erst nach 24 h wirksam ist, die Thrombinbildung nicht hemmt und schwere Blutungskomplikationen, sowie allergische Reaktionen verursachen kann, muß die Indikation zur Anwendung von Ancord sehr kritisch geprüft werden.

Der schnelle Einsatz oraler Antikoagulationen ist gefährlich bei HIT Typ II Patienten. Da die Halbwertzeit von Protein C kürzer ist, als die der prokoagulatorischen Gerinnungsfaktoren, verursachen Vitamin K Antagonisten einen passageren Protein C Mangel.

Orale Antikoagulationen sollten daher bei HIT Typ II Patienten erst eingesetzt werden, wenn Heparin mindestens 5 Tage abgesetzt ist und dann nur langsam einschleichend unter dem Schutz eines kompatiblen parenteralen Antikoagulans.

Zur Vermeidung einer Immunisierung und Bildung von HIT Typ II Antikörpern, sollte die Heparingabe, wenn immer möglich auf 5 Tage beschränkt werden. Ist die längere parenterale Antikoagulation mit Heparin indiziert, sollten die Thrombozytenwerte vor und ab dem 5. Tag der Heparingabe täglich kontrolliert werden. Nur so können HIT Typ II Patienten früh erfaßt werden. Wenn die Inzidenz der HIT Typ II sich mit 1–2 % während der niedrigdosierten Heparingabe zur Thromboseprophylaxe bestätigt, ist die hohe Mortalität von über 10 % inakzeptabel bei einem jährlichen Heparinverbrauch in der Bundesrepublik Deutschland von mehr als 60 Mio. Tagesdosen.

Es stehen sensitive Testverfahren zum Nachweis von HIT-Antikörpern zur Verfügung und neue Methoden zur effektiven Therapie betroffener Patienten wurden in den letzten Jahren beschrieben.

Nun sind dringend prospektive Studien erforderlich, um Patientengruppen mit einem besonders hohem Risiko eine HIT Typ II zu entwickeln, zu identifizieren und den möglichen Vorteil einer verminderten Inzidenz der HIT Typ II unter LMWH zu verifizieren.

Das zunehmende Wissen um die HIT Typ II sollte zum sorgfältigen Abwägen zwischen Nutzen und Risiko der parenteralen Antikoagulation über mehr als 5 Tage führen. Keinesfalls sollte jedoch bei Patienten mit mittlerem und hohem Thromboserisiko auf eine effektive Thromboseprophylaxe verzichtet werden.

Literatur

1. AbuRahma AF, Boland JP, Witsberger T (1991) Diagnostic and therapeutic strategies of white clot syndrome. Am J Surg 162:175–179
2. Amiral J, Bridey F, Dreyfus M, Vissac AM, Fressinaud E, Wolf M, Meyer D (1992) Platelet factor 4 complexed to heparin is the target for antibodies generated in heparin-induced thrombocytopenia. Thromb Haemost 68:95–96
3. Anderson GP: Insights into heparin-induced thrombocytopenia. Br J Haematol 80:504–508
4. Brace LD, Fareed J (1985) An objective assessment of the interaction of heparin and its fractions with human platelets. Semin Thromb Hemost 11:190–198
5. Capitanio AM, Niewiarowski S, Rucinski B, Tuszynski GP, Cierniewski CS, Hershock D, Kornecki E (1985) Interaction of platelet factor 4 with human platelets. Biochim Biophys Acta 839:161–173
6. Carreras LO (1980) Thrombosis and thrombocytopenia induced by heparin. Scand J Haematol 25 [Suppl 36]:66–80
7. Chong BH, Berndt MC (1989) Heparin-induced thrombocytopenia. Blut 58:53–57
8. Chong BH, Magnani HN (1992) Orgaran in heparin-induced thrombocytopenia. Haemostasis 22:85–91
9. Chong BH, Fawaz I, Chesterman CN, Berndt MC (1989) Heparin-induced thrombocytopenia: mechanism of interaction of the heparin-dependent antibody with platelets. Br J Haematol 73:235–240
10. Chong BH, Ismail F, Cade J, Gallus AS, Gordon S, Chesterman CN (1989) Heparin-induced thrombocytopenia: studies with a new low molecular weight heparinoid, Org 10172. Blood 73:1592–1596
11. Cines DB, Tomaski A, Tannenbaum S (1987) Immune endothelial-cell injury in heparin-associated thrombocytopenia. N Engl J Med 316:581–589
12. Demers C, Ginsberg JS, Brill-Edwards P, Panju A, Warkentin TE, Anderson DR, Turner C, Kelton JG (1991) Rapid anticoagulation using ancrod for heparin-induced thrombocytopenia. Blood 78:2194–2197
13. Eichinger S, Kyrle P, Breuner B, Wagner B, Kapiotis S, Lechner K, Korninger HC (1991) Thrombocytopenia associated with low-molecular-weight heparin. Lancet 337:1425–1426
14. Greinacher A (1995) The nonimmunologic type I and the immunologic type II of heparin associated thrombocytopenia are closely linked in their pathogenesis. Sem Thromb Hemost. 21:106–116
15. Greinacher A, Michels I, Kiefel V, Mueller-Eckhardt C (1991) A rapid and sensitive test for diagnosing heparin-associated thrombocytopenia. Thromb Haemost 66:734–736
16. Greinacher A, Michels I, Mueller-Eckhardt C (1992) Heparin-associated thrombocytopenia: the antibody is not heparin specific. Thromb Haemost 67:545–549
17. Greinacher A, Michels I, Liebenhoff U, Presek P, Mueller-Eckhardt C (1993) Heparin-associated thrombocytopenia: immune complexes are attached to the platelet membrane by the negative charge of highly sulfated oligosaccharides. Br J Haematol 84:711–716
18. Greinacher A, Amiral J, Dummel V, Vissac AM, Kiefel V, Mueller-Eckhardt C (1994) Laboratory diagnosis of heparin-associated thrombocytopenia, comparison of platelet aggrega-

tion test, heparin-induced platelet activation (HIPA) test, and PF4/heparin ELISA. Transfusion 34:381–385
19. Greinacher A, Pötzsch B, Amiral J, Dummel V, Eichner A, Mueller-Eckhardt C (1994) Heparin-associated thrombocytopenia: isolation of the antibody and characterization of a multimolecular PF4-heparin complex as the major antigen. Thromb Haemost 71:247–251
20. Hach-Wunderle V, Kainer K, Salzmann G, Müller-Berghaus G, Pötzsch B (1995) Heparin-associated thrombosis despite normal platelet counts. Ann Hematol 70 [Suppl 1]: A 56
21. Handin RI, Cohen HJ (1976) Purification and binding properties of human platelet factor four. J Biol Chem 251:4273–4282
22. Horellou MH, Conard J, Lecrubier C, Samama M, Roque D^Orbcastel O, Fenoyl O de, diMaria G, Bernadou A (1984) Persistent heparin induced thrombocytopenia despite therapy with low molecular weight heparin. Thromb Haemost 51:134
23. Horne MK, Chao ES (1989) Heparin binding to rested and activited platelets. Blood 74:238–243
24. Horne MK, Chao ES (1990) The effect of molecular weight on heparin binding to platelets. Br J Haematol 74:306–312
25. Kelton JG (1986) Heparin-induced thrombocytopenia. Haemostasis 16:173–186
26. Kelton JG, Sheridan D, Santos A, Smith J, Steeves K, Smith C, Brown C, Murphy WG (1988) Heparin-induced thrombocytopenia: laboratory studies. Blood 72:925–930
27. King DJ, Kelton JG (1984) Heparin-associated thrombocytopenia. Ann Intern Med 100:535–540
28. Kleinschmidt S, Ziegenfuß T, Seyfert UT, Greinacher A (1993) Septisch-toxisches Herz-Kreislauf-Versagen als Folge einer Heparin-induzierten Thrombozytopenie mit „White-Clot-Syndrome". Anästh Intensivther Notfallmed 28:58–60
29. Laster J, Cikrit D, Walker N, Silver D (1987) The heparin-induced thrombocytopenia syndrome: an update. Surgery 102:763–770
30. Lecompte T, Luo SK, Stieltjes N, Lecrubier C, Samama MM (1991) Thrombocytopenia associated with low-molecular-weight heparin. Lancet 338:1217
31. Leroy J, Leclerc MH, Delahousse B, Guerois C, Foloppe P, Gruel Y, Toulemonde F (1985) Treatment of heparin-associated thrombocytopenia and thrombosis with low molecular weight heparin (CY 216). Semin Thromb Hemost 11:326–329
32. Magnani HN (1993) Heparin-induced thrombocytopenia: an overview of 230 patients treated with orgaran (Org 10172). Thromb Haemost 70:554–561
33. Messmore HL, Griffin B, Fareed J, Coyne E, Seghatchian J (1989) In vitro studies of the interaction of heparin, low molecular weight heparin and heparinoids with platelets. Ann NY Acad Sci 556:217–232
34. Messmore HL, Griffin B, Koza M, Seghatchian J, Fareed J, Coyne E (1989) Interaction of heparinoids with platelets: comparison with heparin and low molecular weight heparins. Semin Thromb Hemost 17, Suppl 1:57–59
35. Reininger CB, Reininger AJ, Steckmeier B, Laser R, Schweiberer A, Greinacher A (1995) Platelet hypersensitivity to heparin and increased incidence of heparin-induced thrombocytopenia (HIT) in leg atherosclerosis. Ann hematol 70 [Suppl 1]:A51
36. Salzman EW, Rosenberg RD, Smith MH, Lindon JN, Favreau L (1980) Effect of heparin and heparin fractions on platelet aggregation. J Clin Invest 65:64–73
37. Sheridan D, Carter C, Kelton JG (1986) A diagnostic test for heparin-induced thrombocytopenia. Blood 67:27–30
38. Sobel M, Adelman B (1988) Characterization of platelet binding of heparins and other glycosaminoglycans. Thromb Res 50:815–826
39. Vermylen JG (1993) Effect of heparin and low molecular weight heparins on platelets. Semin Thromb Hemost 19 [Suppl 1]:20–21
40. Visentin GP, Ford SE, Scott JP, Aster RH (1994) Antibodies from patients with heparin-induced thrombocytopenia/thrombosis are specific for platelet factor 4 complexe with heparin or bound to endothelial cells. J Clin Invest 93:81–88
41. Warkentin TE, Kelton JG (1991) Heparin-induced thrombocytopenia. Prog Hemost Thromb 10:1–34
42. Warkentin TE, Levine MN, Roberts RS, Gent M, Horsewood P, Kelton JG (1993) Heparin-induced thrombocytopenia is more common with unfractionated heparin than with low molecular weight heparin. Thromb Haemost 69:911

Teil III

Massivblutungen

KAPITEL 6

Blutungen in der Transplantationschirurgie

H. Riess

Zusammenfassung

Blutungskomplikationen in der Transplantationschirurgie resultieren einerseits aus der Komplexität des operativen Eingriffs und andererseits aus spezifischen Veränderungen der Hämostase aufgrund des zugrundeliegenden Organdefektes. So ist bei fehlenden sekundären Organschäden das Blutungsrisiko der Herztransplantation nicht wesentlich unterschiedlich von dem der koronaren Bypasschirurgie. Der infolge einer dekompensierenden Herzinsuffizienz mit konsekutivem Multiorganversagen resultierende Hämostasedefekt – unter Umständen agraviert durch den passageren kontinuierlichen Extrakorporalkreislauf eines Kunstherzens („bridging") mit Antikoagulation – vervielfacht das Blutungsrisiko der folgenden Transplantation. Während hier das Verständnis der Pathophysiologie und die sich daraus ableitenden Möglichkeiten der therapeutischen Intervention in den Anfängen steckt, sind die Verhältnisse bei der Lebertransplantation weitgehend verstanden. Als weiteres Beispiel kann die Knochenmarktransplantation dienen, deren Grundlagen wesentlich von denen der Transplantation solider Organe abweicht.

Die Lebertransplantation

Die Leber besitzt zentrale hämostaseologische Bedeutung als wesentlicher Syntheseort der Gerinnungs- und Fibrinolysefaktoren sowie wichtiger Proteaseinhibitoren. Darüber hinaus hat ihr retikuloendotheliales System wesentlichen Anteil an der Clearance aktivierter Hämostasefaktoren sowie deren Komplexe mit Inhibitoren.

Die – in der Regel orthotope – Lebertransplantation alteriert die bei Leberinsuffizienz schwer beeinträchtigte Hämostase zusätzlich. Dies manifestiert sich vorwiegend als diffuse intra- und postoperative Blutung, die über das bei portaler Hypertension zu erwartende Ausmaß hinausgeht und nahezu ausschließlich nach Perfusion der Spenderleber (Reperfusionsphase) auftritt [3, 8, 12, 24]. Intra- und postoperative thromboembolische Komplikationen sind demgegenüber eher seltener als bei anderen ausgedehnten abdominal-chirurgischen Eingriffen.

Die Einschwemmung von Mediatoren aus den entstehenden Wundgebieten und aus der Empfängerleber (präanhepatische und anhepatische Phasen) sowie nach Perfusion der Spenderleber sind an der Beeinträchtigung der gestörten Ausgangshämostase vermutlich ebenso beteiligt, wie der Fremdflächenkontakt des

Blutes im extrakorporalen portosystemischen Bypass-System und die perioperative Verabreichung von Medikamenten und Blutprodukten.

Plasmatische Hämostase und Lebertransplantation

Während frühere Untersuchungen in der anhepatischen Phase der Lebertransplantation deutliche Zeichen einer gesteigerten Gerinnungsaktivierung mit Abfall von Gerinnungsfaktoren, Inhibitoren und Thrombozyten fanden [3, 8], ist dies in neueren Untersuchungen [9, 12, 24] mit verbesserter Anästhesie- und Operationstechnik sowie vermindertem Transfusionsbedarf kaum noch oder gar nicht der Fall. Einvernehmlich zeigen verschiedene Arbeitsgruppen eine mit Revaskularisierung der Spenderleber einsetzende deutliche Gerinnungsaktivierung, die zum Anstieg von Thrombin-Antithrombin-III-Komplexen und Fibrinmonomeren einerseits, andererseits zum Abfall von Fibrinogen, Antithrombin-III, Protein C und C 1-Inhibitor führt. Diese Ergebnisse belegen eine gesteigerte Prothrombin- und Fibrinogenaktivierung nach Reperfusion im Sinne einer beginnenden disseminierten intravasalen Verbrauchskoagulopathie. Bei unkompliziertem Transplantationsverlauf ist als Ausdruck der Lebersyntheseleistung bereits innerhalb der ersten 12 h nach Reperfusion ein signifikanter Anstieg der Protein-C-Aktivität und des Fibrinogens zu messen [12].

Bereits in den 60er Jahren wurde die Bedeutung einer gesteigerten Fibrinolyse während Lebertransplantationen durch Untersuchungen mittels Thrombelastographie (TEG) und Euglobulinlysezeitbestimmungen wahrscheinlich gemacht. Neuere Untersuchungen [6, 12, 13, 24] zeigen einen deutlichen Anstieg der Gewebeplasminogenaktivator(tPA-)aktivität während der anhepatischen Phase mit Maxima bei Beginn der Reperfusionsphase. Parallel mit der zunehmenden tPA-Aktivität ist auch eine ansteigende Aktivität intrinsischer Plasminogenaktivatoren nachzuweisen. Dies erklärt die Hyperfibrinolysezeichen im TEG und die zu beobachtenden Anstiege der Plasmin-α_2-Antiplasminkomplexe und – in geringerem Ausmaß – der D-Dimere. In der Reperfusionsphase kommt es zum raschen Abfall der tPA- und uPA-Aktivität. Gegenläufig dazu verhält sich der Plasminogen-Aktivator-Inhibitor (PAI-1), der während der präanhepatischen und anhepatischen Phasen im Ausgangsniveau verharrt und mit Reperfusion steil ansteigt. Klinische Untersuchungen belegen eine Korrelation zwischen Fibrinolysesteigerung und perioperativem Transfusionsbedarf.

Zusammenfassend findet sich somit im Rahmen der orthotopen Lebertransplantation eine zunehmende Fibrinolyseaktivität im Verlauf der anhepatischen Phase (Abb. 1), die mit Perfusion der Spenderleber von einer zunehmenden Aktivierung der plasmatischen Gerinnung abgelöst wird (Abb. 2). Die in der anhepatischen Phase gesteigerte Aktivität des extrinsischen und intrinischen Fibrinolysesystems ist vermutlich bedingt durch die verminderte hepatische Clearance der jeweiligen Plasminogenaktivatoren bei fehlendem Anstieg ihrer Inhibitoren. Während intrinsische Aktivatoren, wie die Prourokinase, im Rahmen des vermehrten Volumenbedarfs mit gefrorenem Frischplasma (FFP) in der anhepatischen Phase zugeführt werden, ist der tPA-Aktivitätsanstieg wohl auf eine vermehrte endotheliale Freisetzung im Operationsgebiet zurückzuführen. Überzeugende Hinweise auf eine sekundäre Genese der Hyperfibrinolyse, d. h. für eine

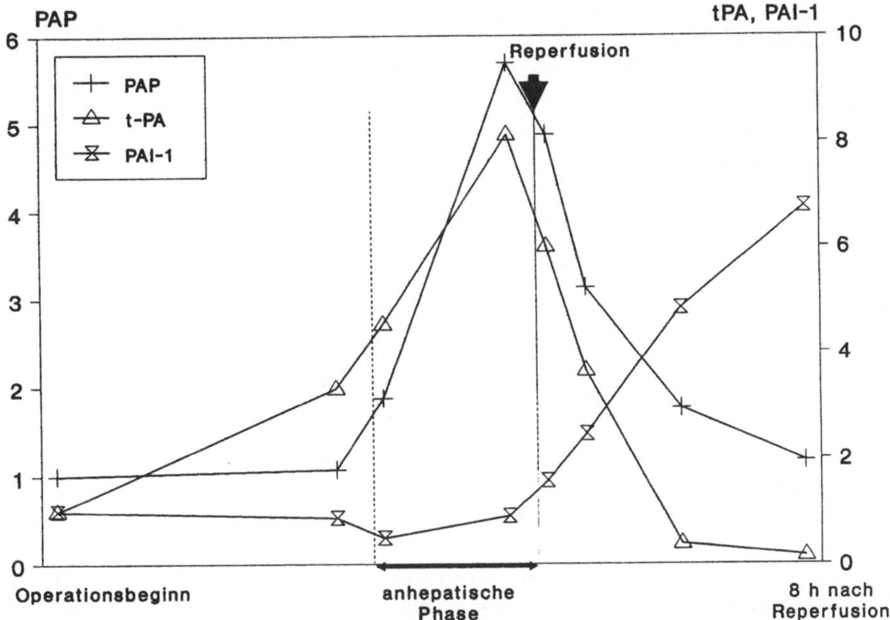

Abb. 1. Relative Veränderungen ausgewählter Fibrinolyseparameter gegenüber den Initialwerten bei Operationsbeginn im Verlauf orthotoper Lebertransplantationen bei 13 Erwachsenen. PAI Plasminogen-Aktivator-Inhibitor-Aktivität, *PAP* Plasmin-Antiplasmin-Komplex, *t-PA* Gewebeplasminogenaktivatoraktivität

vorangehende systemische Aktivierung der plasmatischen Gerinnung, finden sich nicht. Die mit Reperfusion nachweisbare Abnahme der plasmatischen Fibrinolyseaktivität ist überwiegend auf den rapiden PAI-Anstieg nach Reperfusion zurückzuführen. Dabei ist eine PAI-Freisetzung aus aktivierten Thrombozyten oder aus der Spenderleber im Rahmen der Reperfusion ursächlich zu diskutieren.

Die Bedeutung von Leukozyten für die Hämostasestörung bei Lebertransplantation wird durch den Nachweis freigesetzter lysosomaler Proteasen aus Granulozyten (Elastase) und Makrophagen (Cathepsin B) sowie ansteigenden Spiegeln an Tumornekrosefaktor und Neopterin wahrscheinlich gemacht (Abb. 2, [26, 27]). Der Elastaseproteinaseinhibitorkomplex steigt während der anhepatischen Phase leicht, nach Perfusion der Spenderleber aber deutlich an und fällt erst im Verlauf von Stunden nach Reperfusion wieder ab. Neben der aus polymorphzelligen Granulozyten freigesetzten Elastase findet sich ein extrem steiler und hoher postreperfusioneller Anstieg von Cathepsin B mit allmählichem Abfall nach Reperfusion. Diese Ergebnisse machen wahrscheinlich, daß diese Proteinasen oder andere, simultan freigesetzte lysosomale Mediatoren an der Hämostasestörung nach Revaskularisation wesentlich beteiligt sind.

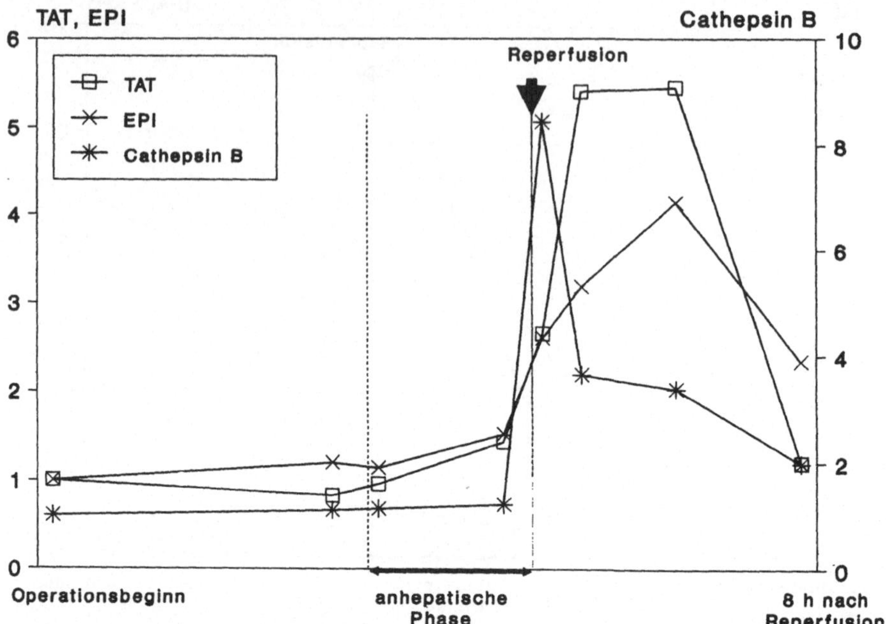

Abb. 2. Relative Veränderungen ausgewählter Hämostaseparameter gegenüber den Initialwerten bei Operationsbeginn im Verlauf orthotoper Lebertransplantationen bei 13 Erwachsenen. *EPI* Elastaseproteinaseinhibitorkomplex, *TAT* Thrombin-Antithrombin-III-Komplex, *Cathepsin B* Catherpsin-B-Aktivität (× 2)

Thrombozyten und Lebertransplantation

In der Reperfusionsphase wird ein Abfall der Thrombozytenzahl beobachtet, wobei eine Sequestration der Empfängerthrombozyten in der Spenderleber als Ursache vermutet wurde. Neben einem Verbrauch von Thrombozyten in dem durch die kalte Ischämie alterierten Gefäßsystem der Spenderleber ist ein Abfall der Blutplättchenzahl im Rahmen der aktivierten plasmatischen Gerinnung (Verbrauchskoagulopathie) postreperfusionel zu diskutieren.

Untersuchungen zur Thrombozytenfunktion während Lebertransplantation zeigen ex vivo in plättchenreichem Plasma bei konstanten Thrombozytenzahlen eine unmittelbar nach Reperfusion der Spenderleber einsetzende Abnahme der Thrombozytenstimulierbarkeit, die sich für mehr als 60 min nachweisen läßt [14].

Therapieoptionen

Die Einblicke in die Pathogenese der Hämostasestörung bei Lebertransplantation machen den beobachteten Zusammenhang zwischen zunehmender kalter Ischämiezeit der Spenderleber sowie zurückhaltendem „flushing" in situ mit zunehmender Blutungsneigung verständlich.

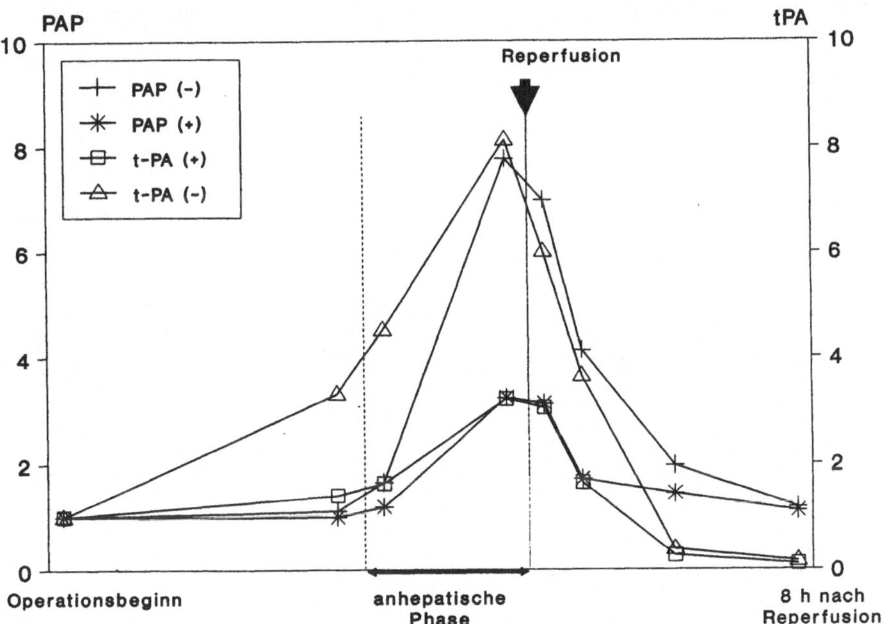

Abb. 3. Relative Veränderungen von Gewebeplasminogenaktivatoraktivität und Plasmin-Antiplasmin-Komplex gegenüber den Initialwerten bei Operationsbeginn im Verlauf orthotoper Lebertransplantationen mit (+) und ohne (–) Aprotinin (200 000 KIU/h) bei je 10 Erwachsenen

Ob neben einer bedarfadaptierten Substitution mit gefrorenem Frischplasma und Erythrozytenkonzentraten eine zusätzliche routinemäßige Substitution von Thrombozyten oder Gabe von Gerinnungskonzentraten (Antithrombin-III, PPSB, Fibrinogen) sinnvoll ist, erscheint mehr als fraglich und wird von manchen Zentren – in denen dennoch herausragende Transplantationsergebnisse erreicht werden – konsequent abgelehnt.

Ein günstiger Effekt von synthetischen Fibrinolyseinhibitoren [4, 17] und Aprotinin [13, 19, 21] auf die laboranalytischen Zeichen der gesteigerten Fibrinolyse konnte nachgewiesen werden (Abb. 3), ohne daß – bei in der Regel fehlender intraoperativer Heparintherapie – thromboembolische Komplikationen vermehrt auftraten [25]. Für den Proteinaseinhibitor Aprotinin mehren sich die Untersuchungen, die eine Reduktion des intraoperativen Transfusionsbedarfs durch Aprotinin nahelegen (Tabelle 1). Dabei lassen sich laboranalytisch herabgesetzte tPA-Aktivität und aprotininspiegelabhängig verminderte Fibrinolysezeichen im TEG nachweisen (Abb. 4). Dies führte zur regelhaften Aprotininmedikation in verschiedenen Lebertransplantationszentren. Bei manifester diffuser Blutung sind Antifibrinolytika oft wirksam.

Erste Untersuchungen scheinen einen protektiven Effekt einer niederdosierten Prostaglandin-E_1-Infusion während Lebertransplantation auf den postreperfusionellen Abfall der Thrombozytenzahl und die Abnahme der Thrombozytenfunktion ohne zunehmende Blutungsneigung zu zeigen [11].

Tabelle 1. Aprotinindosierung und Transfusionsbedarf bei Lebertransplantation EK = Erythrozytenkonzentrat

Autoren	Dosierung Mio. KIU	EK	Kontrollgruppe	EK	n(p)
Bechtstein et al. [2a]	3 mal 0,5	7,5	historisch	9,7	10/10 (s.)
Grosse et al. [7b]	2,0->0,5/h	8,1	historisch	23,3	40/50 (h.s.)
Mallet et al. (19a]	2,0->0,5/h + 0,07/EK	7,5	historisch	23,6	20/25 (h.s.)
Groh et al. [7a]	2,9->0,5/h	18	doppelblind prospektiv randomisiert kontrolliert	20	10/10 (n.s.)
Himmelreich et al. [13]	0,2/h->0,4/h	7	prospektiv randomisiert 3 mal 0,5	8	10/13 (n.s.)
Ickx et al. [15a]	3,0/h	7	1,5/h (TEG)	7,4	5/5 (n.s.)
Suarez et al. [28a]	2,0->0,5/h	7	nicht-randomisiert kontrolliert	11,6	13/15 (h.s.)

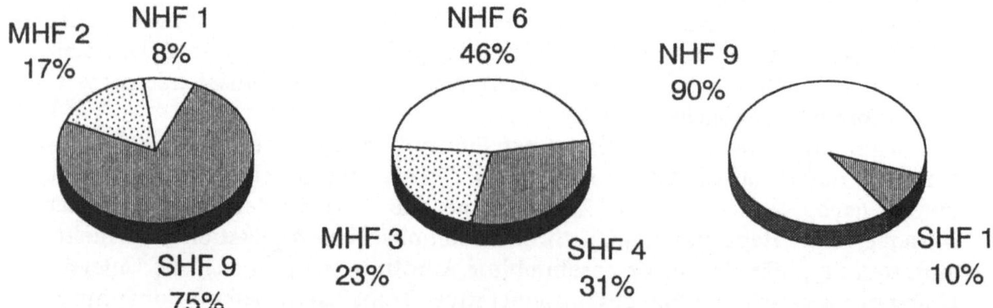

Abb. 4. Ausmaß der Fibrinolysesteigerung im Thrombelastogramm am Ende der anhepatischen Phase in Abhängigkeit von der Höhe der erreichten Aprotininspiegel („kallikrein inhibitory units", *KIU*). *SHF* schwere Hyperfibrinolyse (WBCLT < 90 min), *MHF* milde Hyperfibrinolyse (90 min < WBCLT < 120 min), *NHF* fehlende Hyperfibrinolyse (WBCLT > 120 min); *WBCLT* „whole blood clot lysis time"

Der Stellenwert dieser einzelnen Therapieoptionen in der perioperativen Therapie bei Lebertransplantation bedarf noch der Klärung durch klinische Studien an großen Fallzahlen.

Die Knochenmarktransplantation

Hämostaseprobleme sind bei Patienten, die sich einer Knochenmarktransplantation (KMT) unterziehen, häufig. Zumeist handelt es sich um weniger schwerwiegende Haut- und Schleimhautblutungen. Vor allem nach der Konditionierung mit Busulfan oder Zyklophosphamid werden hämorrhagische Zystitiden beobachtet. Gravierende Hämostasestörungen wie gastrointestinale Blutungen, die zumeist im Rahmen der Spender-gegen-Wirt-Reaktion („graft versus host disease", GVHD) des Darms auftreten, Blutungen des Zentralnervensystems oder hämorrhagische Myokarditiden sind selten, können aber lebensbedrohlich oder tödlich verlaufen.

Eine weitere Komplikation mit hoher Letalitätsrate, die mit dem Hämostasesystem in Beziehung steht, stellt die Lebervenenverschlußkrankheit („venoocclusive disease", VOD) dar.

Thrombozyten und KMT

Die Thrombozytopenie ist als Hauptfaktor hämorrhagischer Komplikationen anzusehen. Sie entsteht regelhaft initial, kann nach zwischenzeitlicher Normalisierung der Thrombozytenzahl transient auftreten oder nach der KMT persistieren.

Initiale Thrombozytopenie

Die Konditionierung mit myeloablativer Chemotherapie bzw. Radiatio führt zur Knochenmarkaplasie. Nach der KMT ist mit einem Anstieg der Leukozyten nach ungefähr 15 Tagen zu rechnen. Die Rekonstitution der Thrombozytopoese erfolgt später, normalerweise nach etwa 4 Wochen. Die Phase der Thrombozytopenie wird durch Gabe von leukozytendepletierten Thrombozytenkonzentraten, die möglichst von Einzelspendern gewonnen werden, überbrückt. Die Substitution erfolgt bei manifester Blutung oder bei Unterschreiten einer empirischen Grenze, die oft bei einer Thrombozytenzahl < 10–20 G/l angesetzt wird. Besondere Probleme bestehen bei Patienten, die aufgrund einer Antikörperbildung auf die Thrombozytenkonzentrate mit keinem oder nur unzureichendem Plättchenanstieg reagieren. Verschiedene Faktoren können zu einer Verlängerung der thrombozytopenischen Phase beitragen: Bei fehlender Annahme des Transplantats („engraftment") bleibt die hämatologische Rekonstitution aus. Das Risiko dafür liegt unter 1 %. Vor allem in der Phase der Leukozytopenie besteht eine ausgeprägte Infektneigung mit der Gefahr des Auftretens einer Verbrauchskoagulopathie, die eine Thrombozytopenie verstärken bzw. verlängern kann. Weiterhin ist eine medikamentös induzierte Verminderung der Thrombozyten (z. B. durch Antibiotika, Cyclosporin A) differentialdiagnostisch zu berücksichtigen. Auch die thrombotisch-thrombozytopenische Purpura (TTP) und das hämolytisch-urämische Syndrom (HUS) wurden nach KMT wiederholt beschrieben. Als pathogenetische Faktoren werden die Toxizität der Konditionierung, GVHD, opportunistische Infektionen sowie Cyclosporin A diskutiert. Die Prognose von KMT-Patienten mit HUS ist mit einer Mortalität von 80 % schlecht [16, 29].

Die hochdosierte Chemotherapie führt neben der Thrombozytopenie auch zur Thrombozytopathie [22], die ihrerseits auch im Gefolge von verabreichten Medikamenten, sekundären Organkomplikationen und GVHD auftreten kann.

Persistierende Thrombozytopenie

Immun- bzw. Autoimmunphänomenen kommt eine wichtige Bedeutung für die Persistenz einer Thrombozytopenie zu. Für das Auftreten von Antikörpern, die eine Thrombozytopenie bedingen, werden residuelle Empfängerlymphozyten, Spenderlymphozyten, Medikamente, eine veränderte Antigenexpression des Knochenmarks (z.B. durch In-vitro-Behandlung) sowie Transfusionen verantwortlich gemacht. Auch mehr als ein Jahr nach KMT kann eine Immunthrombozytopenie auftreten [20, 23]. Bei Patienten mit chronischer GVHD besteht möglicherweise auch ein immunologisch vermittelter funktioneller Defekt der Vorläuferzellen [1]. Die persistierende, häufig mit einer GVHD assoziierte, nicht aber die transiente Form der Thrombozytopenie ist als schlechtes prognostisches Kriterium anzusehen [7].

Eine weitere Ursache für eine anhaltende Verminderung der Thrombozytenzahl kann ein Rezidiv der Grunderkrankung sein.

Endothel und KMT

Für wichtige Komplikationen der KMT wie GVHD, VOD, TTP und HUS scheint die Endothelzelläsion den zentralen pathogenetischen Mechanismus darzustellen. Tumornekrosefaktor α (TNF) kommt möglicherweise eine wichtige Rolle als Mediator zu [15], der zur verminderten Thrombomodulinexpression der Endothelzelle führen kann.

Der vermuteten Relevanz des Endothelzellschadens steht ein Fehlen von Möglichkeiten gegenüber, endotheliale Veränderungen frühzeitig zu erfassen. Laborchemische Marker zur Erfassung eines Endothelzelldefekts sind bisher in der Klinik nicht etabliert.

Plasmatische Gerinnung und KMT

Veränderungen der plasmatischen Gerinnung bzw. des fibrinolytischen Systems nach KMT sind kaum untersucht. In der aplastischen Phase mit der Gefahr der Verbrauchskoagulopathie (s. oben) erfolgt die Prophylaxe und Therapie nach den bewährten Grundsätzen. Auch Cyclosporin A kann zur Aktivierung der plasmatischen Gerinnung bis zur lebensbedrohlichen Verbrauchskoagulopathie mit Hyperfibrinolyse führen [28].

Nach KMT wurde eine Verminderung der Faktoren VII, X und XII sowie der Inhibitoren Protein C und S beschrieben [5, 10, 18]. Ätiologisch werden im wesentlichen folgende Mechanismen diskutiert: Verminderte Synthese bzw. Aktivierung oder Verbrauch der Faktoren, eine zytostatikainduzierte Störung der Vitamin-K-Absorption und eine Faktor-XII-Aktivierung durch Endotoxineinschwemmung..

Ob die genannten Veränderungen eine Rolle bei der Entwicklung von Blutungen oder der VOD spielen, ist nicht gesichert; der Nutzen einer Heparingabe zur Prophylaxe bzw. Therapie der VOD kontrovers diskutiert. Der erfolgreiche Einsatz von tPA bei der Behandlung der VOD wurde berichtet [2].

Schlußbemerkung

Die Vermeidung und Behandlung von Blutungskomplikationen bei Transplantationen hat durch das erreichte Verständnis der zugrundeliegenden Pathophysiologie wesentliche Fortschritte gemacht. Die Beispiele der Lebertransplantation und der Knochenmarktransplantation machen deutlich, daß die optimierten perioperativen Möglichkeiten des interdisziplinären Managements unter Einschluß der verfeinerten Diagnostik von Hämostasestörungen sowie deren Beeinflussung durch gezielten Einsatz prophylaktischer Hämosubstitutionen und medikamentöser Therapieregime dazu beigetragen haben, daß Transplantationen erfolgreich Eingang in die Behandlungsoptionen schwerstkranker Patienten gefunden haben.

Literatur

1. Atkinson K, Norrie S, Chan P, Zehnwirth B, Downs K, Biggs J (1986) Hematopoietic progenitor cell function after HLA-identical sibbling bone marrow transplantation: Influence of chronic graft-versus-host disease. Int J Cell Cloning 4:203
2. Baglin TP, Harper P, Marcus RE (1990) Venoocclusive disease of the liver complicating ABMT successfully treated with recombinant tissue plasminogen activator (rt-PA). Bone Marrow Transplan 5:439–441

2a. Bechstein WO, Riess H, Neuhaus P, Himmelreich G, Steffen R, Slama KJ, Rossaint R, Blumhardt G (1991) The effect of aprotinin on blood product requirements during orthotopic liver transplantation. Clin Transplant 5:422–426

3. Böhming HJ (1977) The coagulation disorder of orthotopic hepatic transplantation. Semin Thromb Hemostasis 4:57–82
4. Col-De Beys C, Carlier M, Reynaert M, Lavenne-Pardonge E, Legrand-Monsieur A, Otte J-B, Moriau M (1991) Prediction of bleeding during orthotopic liver transplantation in recipients given tranexamic acid. Thromb Haemostas 65:1088 [Abstract]
5. Devergie A, Scrobohaci ML, Drouet L, Vilmer E, Gluckman E (1986) Changes in endothelial and coagulation parameters after allogeneic bone marrow transplant (BMT) as a mean of prediction of veinoocclusive disease (VOD). Exp Haematol 14:430 [Abstract]
6. Dzik WH, Arkin CF, Jenkins RL, Stump DC (1988) Fibrinolysis during liver transplantation in humans. Role of tissue-type plasminogen activator. Blood 71:1090–1095
7. First LR, Smith BR, Lipton J, Nathan DG, Parkman R, Rappeport JM (1985) Isolated thrombocytopenia after allogenic bone marrow transplantation: Existence of transient and chronic thrombocytopenic syndromes. Blood 665:368–374

7a. Groh J, Welte M, Azad SC, Forst H, Pratschke E, Kratzer MAA (1992) Does aprotinin affect blood loss in liver transplantation? Lancet 340:173

7b. Grosse H, Lobbes W, Frambach M, von Broen O, Ringe B, Barthels M (1991) The use of high dose aprotinin in liver transplantations. The influence on fibrinolysis and blood loss. Tromb Res 63:287–297

8. Groth CG, Pechet L, Starzl TE (1969) Coagulation during and after orthotopic transplantation of the human liver. Arch Surg 98:31–34

9. Harper PL, Luddington RJ, Jennings L, Reardon D, Seaman MJ, Carrell RW, Klinik JR, Smith M, Rolles K, Calne R (1989) Coagulation changes following hepatic revascularisation during liver transplantation. Transplantation 48: 603–607
10. Harper PL, Jarvis J, Jennings I, Luddington R, Marcus RE (1990) Changes in the natural anticoagulants following bone marrow transplantation. Bone Marrow Transplan 5:39–42
11. Himmelreich G, Riess H (1991) In vitro inhibition of platelet aggregation by the liver preservation fluid UW solution. Transplantation 52:30–33
12. Himmelreich G, Kierzek B, Neuhaus P, Slama K-J, Riess H(1991) Coagulation changes and the influence of the early perfusate in the course of orthotopic liver transplantation (OLT) when aprotinin is used intraoperatively. Blood Coagul Fibrinol 2:51–59
13. Himmelreich G, Muser M, Steffen R, Bechstein WO, Slama K-J, Jochum M, Riess H (im Druck) Different aprotinin applications influencing hemostatic changes in orthotopic liver transplantation (OLT). Transplantation
14. Himmelreich G, Hundt K, Neuhaus P, Roissant R, Riess H (im Druck) Prostaglandine E1 infusion intraoperatively is reducing impaired platelet aggregation after reperfusion in orthotopic liver transplantation. Transplantation
15. Holler E, Kolb HJ, Müller A, Kempeni S, Liesenfeld S, Pechumer H, Lehmacher W, Ruckdeschel W, Gleixner B, Riedner C, Ledderose G, Brehm G, Mittermller J, Wilmanns W (1990) Increased serum levels of tumor necrosis factor o precede major complications of bone marrow transplantation. Blood 75: 1011–1016
15a. Ickx et al. (1993) Effect of two different dosages of aprotonin on perioperative blood loss during liver transplantation. Semin Thromb Hemostasis Volume 19, No. 3, 300–301
16. Juckett M, Perry EH, Daniels BS, Weisdorf DJ (1991) Hemolytic uremic syndrome following bone marrow transplantation. Bone Marrow Transplant 7:405–409
17. Kang YG, Lewis JH, Navalgund A, Russell MW, Bontempo FA, Niren LS, Starzl TE (1987) Epsilon-aminocaproic acid for treatment of fibrinolysis during liver transplantation. Anesthesiology 66:766–773
18. Kaufmann PA, Jones RB, Greenberg CS, Peters WP (1990) Autologous bone marrow transplantation and factor XII, factor VII, and protein C deficiencies. Cancer 66:515–521
19. Le Querrec A, Derlon A, Deshayes JP, Tartiere J, Segol P, Bricard H, Thomas M (1991) Effect of aprotinin on fibrinolysis during orthotopic liver transplantation: a preliminary study. Thromb Haemostas 65:1089 [Abstract]
19a. Mallet SV, Cox D, Burroughs AK, Rolles K (1991) The intra-operative use of Trasylol (aprotinin) in liver transplantation. Transplant Int 4:227–230
20. Minchinton RM, Waters AH (1985) Autoimmune thrombocytopenia and neutropenia after marrow transplantation. Blood 66:752 [Letter]
21. Neuhaus P, Bechstein WO, Lefebre B, Blumhardt G, Slama K (1988) Effect of aprotinin on intraoperative bleeding and fibrinolysis in liver transplantation. Lancet II:1924.14
22. Panella TJ, Peters W, White JG, Hannun YA, Greenberg CS (1990) Platelets acquire a secretion defect after high-dose chemotherapy. Cancer 65:1711–1716
23. Panzer S, Kiefel V, Bartram CR, Haas OA, Hinterberger W, Mueller-Eckardt C, Lechner K (1989) Immune thrombocytopenia more than a year after allogeneic bone marrow transplantation due to antibodies against donor platelets with anti-PlA1 specificity: evidence for a host-derived immune reaction. Br J Hematol 71:259–264
24. Porte RJ, Knot EAR, Bontempo FA (1989) Hemostasis in liver transplantation: a review. Ggastroenterology 97:488–501
25. Riess H (1995) The use of aprotinin in liver transplantation. In Pifarre R (ed) Blood conservation with aprotinin. Hanley & Belfus, Philadelphia pp 349–358
26. Riess H, Jochum M, Machleidt W, Himmelreich G, Roissaint R, Steffen R (1991) Possible role of extracellularly released phagocyte proteinases in the coagulation disorder during liver transplantation. Transplantation 52:482–490
27. Riess H, Jochum M, Machleidt W, Himmelreich G, Muser M, Huhn D (1991) Tumor necrosis factor: possible role in the disorder of hemostasis during liver transplantation. Thromb Haemostas 65:1091 [Abstract]
28. Smith RE, Berg DD (1988) Coagulation defects in cyclosporine A treated allogeneic bone marrow transplant patients. Am J Hematol 28:137–140
28a. Suarez et al. (1993) Effectiveness of aprotonin in orthotopic liver transplantation. Semin Thromb Hemostasis Volume 19, No. 3, 292–296
29. Tschuchnigg M, Bradstock KF, Koutts J, Stewart J, Enno A, Seldon M (1990) A case of thrombotic thrombocytopenic purpura following bone marrow transplantation. Bone Marrow Transplant5:61–63

KAPITEL 7

Blutungen nach Massivtransfusion

Michael Köhler

Zusammenfassung

Die nicht chirurgisch behandelbare Blutungsneigung, MVB, tritt bei ca. 20 % der Patienten nach Massivtransfusion auf. Standardtransfusionsschemata, bis zu einem Blutverlust in Höhe des einfachen Blutvolumens (ca. 10 EK), sind wahrscheinlich nicht geeignet, diese Komplikation zu verhüten. Eine prophylaktische Substitution mit TK oder FFP bis zu diesem Blutverlust ist nicht belegt. Dies liegt v. a. an der Komplexität der Hämostasestörung. Bei größeren Blutverlusten (mehrfaches Blutvolumen, ca. 20 EK) können EK und FFP im Verhältnis 1:1 transfundiert werden, um die Verdünnungskoagulopathie im Ausmaß zu beschränken.

Der Verdacht auf diese Komplikation wird zunächst klinisch gestellt. Die häufigste Ursache der MVB ist eine Thrombozytopenie- oder Thrombozytenfunktionsstörung. Bei Thrombozytenzahlen unter 50 000/µl nach Massivtransfusion und Blutung sollten daher Thrombozytenkonzentrate gegeben werden. Da in der Regel auch bei diesen Patienten eine Thrombozytenfunktionsstörung vorliegt, müssen auch gelegentlich Thrombozyten bei höheren Thrombozytenzahlen substituiert werden. Bei gleichzeitiger plasmatischer Hämostasestörung ist Frischplasma das Mittel der 1. Wahl. Ist die Hämostasestörung so stark ausgeprägt, daß eine effektive Substitutionstherapie mit Frischplasma nicht möglich erscheint (Hypervolämie), müssen zusätzlich Faktorenkonzentrate hinzugezogen werden, an erster Stelle PPSB und Fibrinogenkonzentrat (Fibrinogen <0,8 g/l). Da auch in der Regel eine Verminderung des Antithrombin-III-Spiegels, und bei vielen Patientien eine DIC vorliegt, ist spätestens vor der Gabe von PPSB der Antithrombin-III-Mangel durch Gabe von AT-III-Konzentrat auszugleichen. Ebenfalls vor Gabe von PPSB sollte geprüft werden, ob eine low-dose Heparintherapie durchgeführt werden kann, und diese dann auch vor der Substitution mit PPSB oder Fibrinogenkonzentrat eingeleitet werden.

Einleitung und Definition

Als „Massivtransfusion" (MT) wird in der Regel ein Symptomenkomplex bezeichnet, der entsteht, wenn ein Blutverlust, mindestens in der Größe des einfachen Blutvolumens des Patienten, durch Transfusion mit gelagertem Vollblut oder Erythrozytenkonzentraten (10–12 Einheiten) innerhalb von 24 h, behandelt wird. Die klinischen Ursachen, die zu einer Massivtransfusion führen können, sind unterschiedlich; Polytrauma, Aneurysmaruptur und Gefäßoperationen, geburtshilfliche Blutungen, Lebertransplantation, aber auch Blutungen im Gastrointestinaltrakt führen oft zu erheblichem Blutverlust. Mittlerweile überleben ca. 60 % der Patienten eine Massivtransfusion [13].

Zusätzlich, zu den bekannten Nebenwirkungen der Bluttransfusion, kann nach MT eine spezifische, komplexe Hämostasestörung auftreten, die v. a. durch Verdünnungskoagulopathie, Thrombozytopenie und -funktionsstörung, disseminierte intravaskuläre Gerinnung (DIC) und Mikroembolie gekennzeichnet ist. Durch diese Störung kann postoperativ eine nichtchirurgische Blutungsneigung auftreten, „microvascular, nonmechanical bleeding" (MVB). Die Häufigkeit dieser MVB wird mit ca. 20–30 % angegeben.

In zahlreichen, älteren Studien wurde als Arzneimittel zur Behandlung von Massivblutungen Vollblut oder modifiziertes Vollblut verwendet. Daher sind viele Studien (aus den USA) für die derzeitigen Bedingungen in Deutschland nicht vollständig übertragbar. Vollblut ist, im Vergleich zu den modernen Blutkomponenten Erythrozytenkonzentrat (EK), Thrombozytenkonzentrat (TK) und Humanplasma (FFP) wenig lagerungstabil. Die Thrombozyten und Leukozyten im Vollblut bilden sehr rasch bei Lagerung Aggregate, die im Rahmen der MT zu Mikroembolie und konsekutiven Lungenfunktionsstörungen (ARDS) führen können. Ein Teil der Hämostasefaktoren (Faktor V, Faktor VIII, Willebrand-Faktor) ist ebenfalls in Vollblutkonserven instabil und sinkt bereits innerhalb von Stunden auf ca. 25 % des Ausgangswerts ab.

Demgegenüber sind die Leukozyten in Erythrozytenkonzentraten um 90 % reduziert, und Thrombozyten wie auch die labilen Hämostasefaktoren haben in den entsprechenden Komponenten, TK bzw. FFP, normale Aktivität. Bei den gängigen Transfusionsschemata in Deutschland ist aber zu berücksichtigen, daß die Verdünnung von Hämostasefaktoren bei alleiniger Verwendung von Erythrozytenkonzentraten in Additivlösung, die nur noch geringste Mengen an Plasma enthalten, im Vergleich zum Vollblut stärker ausgeprägt ist.

In der Folge soll dargestellt werden, welche Faktoren zu der komplexen Hämostasestörung nach Massivtransfuision führen, welche Störungen der Hämostase nach Massivtransfusion zu erwarten sind, inwieweit Transfusionsschemata (Stufentherapie) diese Hämostasestörungen vermeiden können, und welche Schritte zur Behandlung einer MVB einzuleiten sind.

Pathophysiologie

Initial steht eine Gefäßläsion, die zu Blutverlust, und damit zum *Verlust* von Hämostasefaktoren (einschließlich Thrombozyten) führt, im Vordergrund. Liegen große Wundflächen vor, kommt es durch Aktivierung der Hämostase zum *Verbrauch* von Gerinnungsfaktoren. Durch Flüssigkeitsverschiebung entsteht eine *Verdünnung* der intravasal verbleibenden Hämostasefaktoren. Die Streßreaktion, vermittelt durch Vasopressin und Adrenalin, führt zur Erhöhung einzelner Hämostasefaktoren, wie Faktor VIII (FVIII), Willebrand Faktor (vWF) und Gewebeplasminogenaktivator (t-PA). Komplizierend kann eine *disseminierte intravaskuläre Gerinnung* (DIC), z. B. durch Einschwemmung von Gewebethromboplastinen aus traumatisiertem Gewebe, entstehen. Im Rahmen der Erstversorgung wird zunächst ein Volumenersatz durch Infusionslösungen durchgeführt, der die

Verdünnung verstärkt. Durch Anwendung von Plasmaexpandern kann eine weitere, spezifische Hämostasestörung auftreten (z. B. „Coating" von Thrombozyten). Erst in der Hospitalphase, im Schockraum oder OP, wird die eigentliche MT durchgeführt, die z. T. die bereits bestehende, komplexe Hämostasestörung aggravieren kann. Intra- und postoperativ wird versucht, durch Substitutionsschemata (Stufentherapie mit Blutkomponenten) eine MVB zu verhüten und gegebenfalls durch laboranalytisch gezielte Transfusionen zu behandeln. In der Folge wird v. a. auf das Polytrauma als Ursache der eingegangen.

Laboranalytische Befunde

Lampl et al. [9] beobachteten bei 20 Patienten mit Polytrauma am Unfallort eine erhebliche Aktivierung der plasmatischen Hämostase, die über den Effekt der Verdünnung hinausging. Insbesondere waren die Inhibitoren Antithrombin III und Protein C erniedrigt, und die Thrombin-Antithrombin-Komplexe erhöht. Die Fibrinolyse war ebenfalls aktiviert, was sich in signifikant erhöhten t-PA- und Fibrin(ogen)spaltproduktspiegeln zeigte [10]. Kluft et al. [8] fanden extreme Anstiege des PAI-1 bei 20 Patienten mit Polytrauma 12 h nach Kliniksaufnahme. Seyfer et al. [14] verglichen Hämostaseparameter in elektiv-chirurgischen, und Patienten mit leichtem und schwerem Polytrauma. Antithrombin III fiel intraoperativ bei allen Patienten mit schwerem Polytrauma signifikant unter den Normalwert ab.

Boldt et al. [2] untersuchten Hämostase- und Thrombozytenfunktion bei Trauma. Bei allen Patienten war die Thrombozytenaggregation erniedrigt; bei denjenigen, die eine Sepsis entwickelten, normalisierte sich die Thrombozytenfunktionsstörung jedoch nicht. Diese Unterschiede waren signifikant. Harrigan et al. [6] untersuchten bei 22 Patienten mit Trauma und Massivtransfusion (21 Einheiten Blut) die Primärhämostase, die Thrombozytenfunktion war bei allen Patienten vermindert, die Blutungszeit bei allen Patienten verlängert und bei über 80 % intra- und postoperativ größer als 15 min, ohne daß eine pathologische Blutungsneigung auftrat. Die Autoren folgerten, daß die routinemäßige Transfusion von Thromboyztenkonzentraten zur Vermeidung einer MVB nicht empfohlen werden kann.

Prophylaxe, Diagnostik und Therapie

Transfusionsschemata (Stufentherapie) werden angewandt, um das Ausmaß der Verdünnungskoagulopathie gering zu halten, damit eine evtl. Hämostasestörung behandelbar bleibt, und möglichst auch, um Blutungen im Rahmen der MT zu verhüten. Die Schemata sind unterschiedlich, insbesonders hinsichtlich dem Beginn der Gabe von FFP [1, 5], empirirsch entstanden und nicht durch kontrollierte Studien belegt. Mannucci et al. [11] untersuchten bei 172 Patienten, die im Mittel ca. 10 E Blut (EK oder Vollblut) erhielten, die Hämostase und die Effektivität von Transfusionsschemata. Sie fanden keine wesentlichen Unterschiede hinsichtlich Laborergebnissen und Blutbedarf zwischen Patienten, die nur EK oder Vollblut, solchen, die EK und FFP, und denjenigen die EK und FFP und TK erhielten. Sie folgerten daraus, daß eine routinemäßige, prophylaktische Gabe von FFP und TK im Rahmen der Massivtransfusion keine günstigen Effekte hat. Reed et al. [12] verglichen in einer prospektiven Studie, ob die routinemäßige Applikation von Thromboyztenkonzentraten, im Vergleich zu FFP, das Auftreten der MVB reduziert. Die Patienten erhielten jeweils nach 12 E modifizierten Vollbluts oder EK (im Mittel wurden 20,6 E transfundiert) entweder 440 ml TK oder 440 ml FFP. MVB traten in beiden Gruppen gleich häufig auf, nämlich in 18 bzw 19 %. Auch hier wurde gefolgert, daß die routinemäßige Verabreichung von TK die MVB nicht reduziert. Diese Studie wurde auch hinsichtlich der Prädiktivität von Laborparametern für die MVB ausgewertet [3]. Meist war die Thrombozytopenie, gefolgt von der Hypofibrinogenämie die führende Ursache der Blutungsneigung. Die besten Prädiktoren waren ein Fibrinogen $\leq$0,5 g/l und eine Thrombozytenzahl $\leq 50 \cdot 10^9$/l, waren beide Parameter über diesen Grenzwerten, bestand nur eine 4 %-Wahrscheinlichkeit für eine MVB.

In der Untersuchung von Counts et al. [4], die 27 Patienten mit Trauma (im Mittel 33 Einheiten pro Patient transfundiert) beinhaltete, entwickelten 8 eine Blutungsneigung, die bei 6 Patienten durch Thrombozytenkonzentrate allein aufgehoben werden konnte.

Literatur

1. Blauhut B, Lundsgard-Hansen P (1988) Akuter Blutverlust und Verbrennungen in der operativen Medizin. In: Mueller-Eckhardt (Hrsg) Transfusionsmedizin. Springer Berlin Heidelberg New York S 280–321
2. Boldt J, Menges T, Wollbrück M, Sonneborn S, Hempelmann G (1994) Platelet function in critically ill patients. Chest 106:899–903
3. Ciavarella D, Reed RL, Counts RB, Baron L, Pavlin E, Heimbach DM, Carrico CJ (1987) Clotting factor levels and the risk of diffuse microvascular bleeding in the massively transfused patient. Br J Haematol 67:365–368
4. Counts RB, Haisch C, Simon TL, Maxwell NG, Heimbach DM, Carrico CJ (1979) Hemostasis in massively transfused trauma patients. Ann Surg 190:91–99
5. Glück D, Kubanek B, Ahnefeld FW (1986) Die Therapie mit Blutkomponenten. Voraussetzungen, Indikationen und klinische Anwendung. Infusionsther 13:240–249
6. Harrigan C, Lucas CE, Ledgerwood AM, Walz DA, Mammen EF (1985) Serial changes in primary hemostasis after massive transfusion. Surgery 98:836–844
7. Hewitt PE, Machin SJ (1990) Massive blood transfusion. Br Med J 300:107–109
8. Kluft C, deBart ACW, Barthels M, Sturm J, Möller W (1988) Short-term extreme increases in plasminogen activator inhibitor 1 (PAI-1) in plasma of polytrauma patients. Fibrinolysis 2:223–226
9. Lampl L, Seifried E, Tisch M, Helm M, Maier B, Bock KH (1992a) Hämostasestörungen nach Polytrauma- Zum Verhalten physiologischer Gerinnunginhibitoren während der präklinischen Phase. Anästhesiol Intensivmed Notfallmed Schmerzther 27:31–36
10. Lampl L, Bock KH, Hartel W, Helm M, Tisch M, Seifried E (1992b) Hämostasestörungen nach Polytrauma- Zum Ausmaß der körpereigenen fibrinolytischen Aktivität während der präklinischen Phase. Chirurg 63:305–309
11. Mannucci PM, Federici AB, Sirchia G (1982) Hemostasis testing during massive blood replacement. A study of 172 cases. Vox Sang 42:113–123
12. Reed RL, Ciavarella D, Heimbach DM, Baron L, Pavlin E, Counts RB, CJ (1986) Prophylactic platelet administration massive transfusion. Ann Surg 203:40–48
13. Sawyer PR, Harrison CR (1990) Massive transfusion in adults. Diagnoses, survival and Blood Bank support. Vox Sang 58:199–203
14. Seyfer AE, Seaber AV, Dombrose FA, Urbaniak JR (1981) Coagulation changes in elective surgery and trauma. Ann Surg 193:210–213

Sachverzeichnis

Springer-Verlag und Umwelt

Als internationaler wissenschaftlicher Verlag sind wir uns unserer besonderen Verpflichtung der Umwelt gegenüber bewußt und beziehen umweltorientierte Grundsätze in Unternehmensentscheidungen mit ein.

Von unseren Geschäftspartnern (Druckereien, Papierfabriken, Verpackungsherstellern usw.) verlangen wir, daß sie sowohl beim Herstellungsprozeß selbst als auch beim Einsatz der zur Verwendung kommenden Materialien ökologische Gesichtspunkte berücksichtigen.

Das für dieses Buch verwendete Papier ist aus chlorfrei bzw. chlorarm hergestelltem Zellstoff gefertigt und im pH-Wert neutral.